JN017497

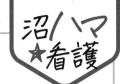

看護師へい

Presents

吸引・排痰法

看護師へい 著
（小林洋平）

石塚睦子 監修

日本看護協会出版会

はじめに

　あなたが看護師になってすぐに教わった吸引の方法、そのやり方は本当に正しいですか？

　毎日当たり前のように吸引をしている人も多いと思います。「あれ、この方法であっているのかな？」と疑問に思うことが起きて、看護技術の本を開いてみても、吸引について深く書いてあるわけでもなく、曖昧な知識のまま「まあ、なんとなくできているから大丈夫か」と日々を過ごしていませんか？

　本書はそんな臨床現場での吸引や排痰法の疑問を解決する本になっています。他の看護技術書とは違い、吸引と排痰法に特化して書かせていただいていますので、根拠から詳しく解説しており、実践に活用できる内容まで落とし込んでいます。YouTube とも連携しているので、本ではわかりにくい実技などは動画を活用して学ぶこともできます。

　実は僕も吸引や排痰法のやり方が曖昧な状態で働いていました。僕は看護師として中小病院の一般病棟で 5 年、高度救命救急センター病院の循環器病棟で 1 年半・集中治療室で 3 年半働いてきており、新人看護師さんを教える立場になったりと看護技術について学び直す機会に恵まれました。しかし、看護師として働いてはじめの数年は、当たり前のように鼻腔から気管まで吸引をしていたり、不必要な吸引や手技の曖昧な排痰法をしていました。本当は危険なことなのだという認識が浅かったと思います。

　実際に、正しくない吸引の手技で起きている医療事故もあります。事故報告で上がっているものもありますが、僕の元にも直接

そういう声をいただくこともあります。そんなときに、自分が当事者だったらと思うと怖くもなりました。

　臨床の現場をみたり、YouTube を通して発信活動をしていると、同じ悩みや疑問をもっている人がたくさんいることがわかります。この本を読み終わった後、あなたは吸引・排痰法のプロフェッショナルになっているはずです。ぜひ、その知識と技術を仲間の看護師にも共有してください。

　あなたがこの本で学んだことは、患者さんの安全・安楽につながります。根拠をもった正しい知識をつけ、自信をもって看護ができるようになってくれることを願っています。

　最後に、ご多忙の中、監修を引き受けてくださいました石塚睦子先生、細かい要望や修正にも辛抱強くご対応してくださいました日本看護協会出版会の金子あゆみ様をはじめ編集部の皆さま、イラストレーターの皆さま、ご協力していただいた友人に心より感謝申し上げます。

　そして、YouTube を観ていつも応援してくださっている皆さまのお陰でこの本を出版することができました。本当にありがとうございます。

　それでは、今日も楽しく看護の勉強をしていきましょう！

2024 年 2 月 1 日

看護師へい（小林洋平）

Contents

はじめに …………………………………………………………………… ii

Lesson | 1 | 痰と排痰法について知ろう ………………………… 001
　● 痰について知ろう　● 排痰を助ける3つの要素と排痰法
　● 安全に排痰するためのパルスオキシメータの使い方

Lesson | 2 | 口腔・鼻腔吸引のコツ ……………………… 015
　● 口腔吸引　● 鼻腔吸引
　● 口腔吸引と鼻腔吸引、どちらを先に行う?

　Fukabori | A | 鼻腔から気管までの吸引がダメな理由 ……………… 033
　　　● 鼻腔から気管までの吸引の是非

Lesson | 3 | 気管吸引① 吸引のタイミング ……………… 039
　● 吸引の大前提　● 気管吸引のタイミング
　● 人工呼吸器モニタでの吸引のタイミングの判断

Lesson | 4 | 気管吸引② 吸引のコツと手順 ……………… 053
　● 気管吸引の方法　● 開放式気管吸引
　● 閉鎖式気管吸引　● 気管切開孔からの吸引
　● 開放式と閉鎖式、どちらを選択する?
　● 経管栄養中に気管吸引をする場合

　Fukabori | B | 吸引カテーテル挿入時、吸引圧は止めて入れる?
　　　　　　　　かけながら入れる? ………………………… 077
　　　　● 気管吸引の場合　● 口腔・鼻腔吸引の場合

Lesson | 5 | 吸引実施の順番 ···087
- 吸引実施の順番　● 体位調整前の吸引
- 口腔ケアをする際の吸引の順番
- VAP（人工呼吸器関連肺炎）予防

Fukabori | C | カフの管理 ···097
- カフの役割と適正　● カフ圧の調整
- カフのトラブル対応
- カフ上部吸引をしても分泌物が引けないとき

Lesson | 6 | 吸引以外の排痰法① **咳嗽介助、ハフィング** ·········111
- 咳嗽介助・ハフィングの目的　● 実施前の準備（共通）
- 咳嗽介助　● ハフィング

Lesson | 7 | 吸引以外の排痰法② **加湿、体液管理** ·········121
- 痰を軟らかくする方法　● 加湿　● 体液管理

Lesson | 8 | 吸引以外の排痰法③ **体位ドレナージ** ·········145
- 体位ドレナージの目的　● 体位ドレナージの手順
- 体位の選択　● 体位ドレナージの実際　● 腹臥位療法

Lesson | 9 | 吸引以外の排痰法④ **スクイージング** ·········159
- スクイージングの目的と優先度　● スクイージングの手順
- 部位別のスクイージングの実際

Fukabori | D | 小児の吸引 ···173
- 吸引における小児と成人の違い　● 口腔・鼻腔吸引
- 気管吸引

参考文献 ···179
索引 ···185

看護師へい（小林洋平）
看護師 YouTuber、インフルエンサー

　1990年生まれ、群馬県出身。看護専門学校を卒業後、中小病院の一般病棟で5年勤務した後、前橋赤十字病院の循環器病棟に1年半勤務、同病院の集中治療室で3年半勤務する。3学会合同呼吸療法認定士などの資格を取得。

　看護師の仕事がはじめはつらいと感じていたが、環境が変わり、知識をつけてきたことで看護師が楽しくなる。学びを活かして患者さんに喜んでもらえたり、他の看護師や医師に認めてもらうことで仕事は楽しくなると実感する。

　現在は、楽しく働ける看護師が増えてほしいという思いから、主に YouTube で看護師・看護学生に向けて学習動画を中心に情報発信の活動をしている。YouTube チャンネル登録者数は5万人以上。わかりやすく、臨床での疑問が解決したと多くの声をいただいている。

YouTubeチャンネル
看護師へい【できるナースと言われる知識！】▶

Lesson

1

痰と排痰法について知ろう

動画はこちら▶

痰について知ろう

　吸引・排痰法を安全かつ上手にできるようになるために、まずは "痰" について知っていきましょう。痰は、気管にある細菌やウイルスなどの異物を排出するために分泌されます。健康な人でも痰は少しずつ出ています。

　この痰を喉まで上げている働きが**線毛運動**です。気道粘膜の上皮にある線毛が細かく動き、気道から喉頭側へ痰を除去しようと働きます。線毛運動は 1 分間に約 1,000 回以上の速さで、約 5〜10 mm 程度で喉頭側に痰を移動させます [**fig.1-1**]。つまり排痰には、①気道粘膜から分泌される粘液、②粘液を喉頭側に移す線毛運動、③咳_{がい}

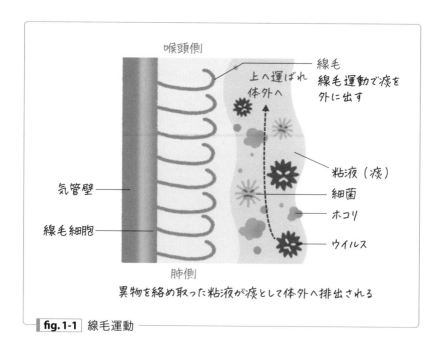

喉頭側

上へ運ばれ
体外へ

線毛
線毛運動で痰を
外に出す

気管壁

線毛細胞

粘液（痰）

細菌

ホコリ

ウイルス

肺側

異物を絡め取った粘液が痰として体外へ排出される

fig.1-1 線毛運動

嗽反射、の３つが重要な役割を果たしているのです。

　以上述べたように、健康な人には痰を自力で出せるメカニズムが備わっています。ただし、気管（挿管）チューブや気管切開チューブが挿入された人工気道の患者さんや意識障害の患者さんには、前述した粘液・線毛運動による排痰が期待できません。また、感染症で気道炎症が進み、排痰量が増加・粘稠度が増し、咳嗽反射の弱い人なども、自力での排痰が困難となる場合があります。そのような患者さんには、痰を出すことを助ける必要があります。

排痰を助ける３つの要素と排痰法

排痰を助ける３つの要素

　気管や肺にある痰は最終的には口から咳嗽で出すか、吸引で出すか、ということになります。

　排痰を助ける方法には３つの要素があります。❶痰の粘性を弱めること、❷重力を生かすこと、❸呼出量と呼出力を高めること、です［fig.1-2］。

① 痰の粘性を弱める
　➡ 加湿、体液管理

② 重力を生かす
　➡ 体位ドレナージ

③ 呼出量と呼出力を高める
　➡ 咳嗽、ハフィング、スクイージング

fig.1-2 排痰を助ける３つの要素

❶痰の粘性を弱める

　痰を出すためには、痰を軟らかくすることが必要です。痰が固くて粘り気が強いとそこにとどまる力が強くなってしまい、痰が動いてくれません。線毛運動も十分に働かなくなってしまいます。これに対して行うのが**加湿**です。

　飲水や輸液などによる**体液管理**や薬剤で痰を軟らかくすることもあります。

❷重力を生かす

　できるだけ痰のある部位を高くしてあげることで、痰自体の重力で中央の気管（中枢気道）側に痰を移動させる方法です。痰が右肺の奥にあるとすれば、右肺を上にした体位（左側臥位）をとることで痰が気管に向けて移動しやすくなります。気管までくれば、咳嗽などでも出しやすくなりますし、気管吸引も届く位置になります。これが**体位ドレナージ**です。

❸呼出量と呼出力を高める

　大きく息を吸って勢いよく吐くと痰が出やすいですよね。要するに、呼気の量が多くて呼気の速度が速いほうが痰を出しやすいということです。これに対して行うのが、**咳嗽**や**ハフィング**（huffing：強制呼出）、**スクイージング**（squeezing）です。

　これらの3つの要素を整えることで、痰が出やすくなります。まずはこのことを知っておくと、頭が整理されると思います。

　排痰が困難となっているのはどの要素がうまく機能していないのかをまずアセスメントして、そのうえで介入が必要かどうかを判断する必要があります。

```
・咳嗽                    ・加湿
・ハフィング              ・体液管理
・吸引（口腔・鼻腔・気管）  ・体位ドレナージ
・気管支鏡による吸引      ・スクイージング
```

fig.1-3 代表的な排痰への介入方法

主な排痰法の種類と特徴

　「痰を出す」といっても、実際にはいろいろな方法があります。代表的な排痰への介入方法を **fig.1-3** にまとめました。

　先ほども触れましたが、痰は最終的には咳嗽か吸引で排出することになります。具体的に痰を出す・促す方法としては、咳嗽、ハフィング、吸引（口腔・鼻腔・気管）、気管支鏡による吸引、加湿、体液管理、体位ドレナージ、スクイージングがあります。

咳嗽介助、ハフィング、加湿、体液管理、体位ドレナージ、スクイージングの詳細についてはLesson 6〜9を参照してください。

安全に排痰するための
パルスオキシメータの使い方

　皆さんは、吸引・排痰法の実施時に SpO₂ の測定をしていますか？ SpO₂ の測定はケアの評価だけでなく、急変の早期発見にも一役買ってくれます。

　安全に排痰するために、パルスオキシメータの正しい使い方を知

り、ポイントを押さえておきましょう。SpO₂ が表示されないとき
の対処法も説明していきます。

パルスオキシメータとは

　パルスオキシメータ（サチュレーションモニタ）とは、**SpO₂（経
皮的動脈血酸素飽和度）**を測定する医療機器です。

　SpO₂ とは、「動脈血液中にどれくらい酸素が含まれているかを、
パルスオキシメータを指先に挟むなどして、非侵襲的に測定するこ
とができるもの」です。

　パルスオキシメータは、皮膚の外側から LED 光によって「動脈血
中の酸素飽和度」を導き出しています。動脈血中の値（動脈血酸素
飽和度）を算出するために動脈血の脈動を利用しています。パルス
オキシメータは、身体に負担がなく酸素飽和度を測定できるため利
便性が高いです。

　"非侵襲的"とは、「身体に負担
を与えない」ということです。
　"経皮的"とは、「皮膚を通して」
ということです。

SpO₂ の正常値・異常値

　SpO₂ の正常値は 96～99 ％です。SpO₂ 90 ％未満は、呼吸不全の
範囲に入るので、酸素吸入の適応となります。

　慢性閉塞性肺疾患（COPD）などの II 型呼吸不全（低酸素血症＋高
二酸化炭素血症）の患者さんの場合は、高濃度酸素を投与すると呼
吸抑制が生じ、CO_2 ナルコーシスの危険性が高まるため、酸素吸入
をするとしても低流量の指示で、SpO₂ 88～92 ％で管理する場合が
あります。低酸素血症にある人への酸素吸入については、既往歴や
医師の指示も確認してください。

吸引・排痰法実施時のパルスオキシメータの使い方

　吸引・排痰法の実施時は、パルスオキシメータを使用するのが望ましいです。吸引・排痰法実施時のパルスオキシメータの使用目的は、以下のことがあげられます。

- 吸引・排痰法実施前後の SpO_2 値を比較して、ケアの効果を評価する。
- 吸引・排痰法実施中の SpO_2 低下や低換気を防ぐ。

　吸引では痰だけでなく気道内の酸素も一緒に吸引してしまうため、長時間吸引を行ってしまうと、SpO_2 が低下するおそれがあります。また、体位ドレナージの際には体位不良による低換気から SpO_2 が低下するおそれもあります。

　安全に吸引・排痰法を実施するためには、パルスオキシメータを使用しましょう。特に呼吸器疾患の患者さんや重症患者さんなど SpO_2 低下のリスクが高い場合には準備しておいたほうがよいと思います。

SpO_2 の値が表示されない理由と対処方法

　パルスオキシメータは動脈血の脈動を利用して測定しているので、SpO_2 を正確に測定するためには「十分な脈動が得られていること」が前提条件となります。

　SpO_2 は手足の爪で測定することが多いですが、正確に測定できない原因として、以下のことが考えられます。

SpO₂の値が表示されないと焦りますよね…。

❶ プローブをきちんと装着していない

❷ プローブが汗や体液などで汚染している

❸ マニキュアをつけている

❹ 白癬がある

❺ 体動(ふるえなど)がある

❻ 血液循環不全(冷感、血圧低下、脈拍減弱)がある

　正確に SpO₂ を測定するには、これらの原因を取り除く必要があります。ここでは順番に説明していきます。

❶プローブをきちんと装着していない

　プローブはしっかり装着しましょう。指で測定する場合は、発光部(LED光)は上側(爪側)にくるようにつけてください。爪の生え際は動脈血の脈動成分が大きく、SpO₂測定に適しているといわれています[fig.1-4]。

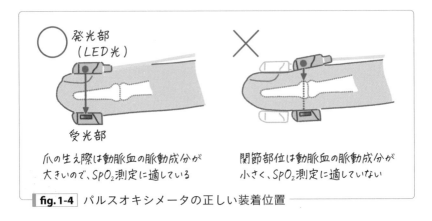

fig.1-4 パルスオキシメータの正しい装着位置

❷プローブが汗や体液などで汚染している

　粘着部分だけがうまく接着しないのならば、サージカルテープを上から巻いて固定することもできます。しかしプローブが明らかに汚染されているならば、プローブの交換が必要です。

❸マニキュアをつけている

　マニキュアは除光液で落としてください。ジェルネイルは簡単に除去ができないので、測定部位を足などに変えましょう。

❹白癬がある

　白癬は白癬菌というカビによって生じる感染症で、足の場合は水虫といわれます。プローブは白癬の部位を避けて装着しましょう。

❺体動(ふるえなど)がある

　体動の原因を取り除く必要があります。痙攣で震えているならば痙攣を抑える薬剤を使用する、寒くて震えているならば保温をするなど、原因ごとに対応しましょう。

❻血液循環不全(冷感、血圧低下、脈拍減弱)がある

　SpO₂ が表示されなかったり、不安定だったりすることが頻繁に起こる場合は、末梢循環不全の兆候です。この場合は以下のように対応します。

- 測定部位を保温したりマッサージするなどして血流を促進する。
- 測定部位を変更する。
- プローブの種類 [fig.1-5] を変更する。

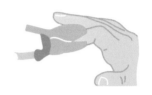

クリップ式

・簡易で、携帯用・移動や搬送時に一時的に用いられることが多い
・長時間の使用では体動などにより指から外れやすい

粘着式

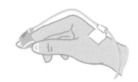

・テープで固定するため指から外れにくく、長時間モニタリングが必要な場合に用いる
・密着性が高い
・クリップ式に比べて脈動を検出しやすいため、末梢循環が不良でクリップ式で測定できない場合は粘着式に変えてみるとよい

fig. 1-5 プローブの種類と特徴

測定しやすい部位

SpO₂ を測定しやすい部位として**前額部**もあります。前額部の眼窩上動脈は末梢血管収縮作用を受けにくく、低灌流でのモニタリングに適しています [**fig.1-6**]。この動脈は頸動脈から直接分岐しているので、SpO₂ の測定ができます。ここで測定できなければ、とても危険な状態になっているはずです。

SpO₂ の測定部位と特徴を **table 1-1** にまとめました。各測定部位の特徴を理解して、状況に合った部位を選択できるようになりましょう。

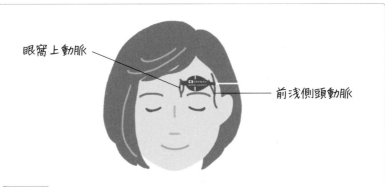

眼窩上動脈

前浅側頭動脈

fig.1-6 前額部での SpO₂ 測定

table 1-1 SpO₂ の測定部位と特徴

部位	特徴
手指	・一般的な測定部位 ・圧迫をかけず粘着テープで密着させるか、クリップ式で測る
足趾	・手指での測定が困難な場合に用いる ・手の指より感度が鈍いため、SpO₂の変化をとらえるのに時間が多少かかる
耳朶 (みみたぶ)	・爪へのプローブ装着が困難な場合や、末梢血管が収縮し四肢での脈波が得られにくい場合に使用することがある ・耳朶で検出される脈波はかなり小さいため、通常の測定は手足の爪で行うほうがよい
鼻	・末梢循環不全がある場合に用いる ・臥床患者など、体動が少ない患者に向いている
前額部	・末梢血管収縮作用の影響を受けにくい ・ヘッドバンドで固定する必要がある。皮膚障害に注意が必要 ・反応が早く、体動や低灌流に強い ・臥床患者や体動が少ない患者に向いている
足背、手足の甲	・新生児・乳幼児に用いられる

SpO₂のディレイタイム

　SpO₂に表示される値は測定部位によって異なり、前額部→耳朶（じだ）→手指（そくし）→足趾の順にタイムラグが生じます。これを**ディレイタイム**といい、心臓からの血液が手指・足趾に到達するまでの循環時間の差を示します。

　ディレイタイムが生じる原因の1つに、測定部位の心臓からの物理的な距離の差があります。**SpO₂モニタを手指や足趾に装着する場合は、装着後20秒〜1分程度、数値を観察する必要があります。**使用説明書で確認して使いましょう。目安として、手指は耳朶より6秒遅れ、足趾は手指より57秒程度遅れるという報告もあるそうです[1]。吸引後などはすぐにSpO₂が改善しないため、吸引後はしばらくベッドサイドにとどまり、吸引前のSpO₂の値に戻ったことを確認する必要があります。

引用文献
1）村中陽子ほか 編：学ぶ・活かす・共有する 看護ケアの根拠と技術 第3版, p.145, 医歯薬出版, 2018

☑ 痰は、気管にある細菌やウイルスなどの異物を排出するために分泌される。

☑ 排痰のメカニズムとして、①粘液分泌、②線毛運動、③咳嗽反射、がかかわっている。

☑ 排痰に必要な要素は、①痰の粘性を弱めること、②重力を生かすこと、③呼出量と呼出力を高めること、である。

☑ 排痰の介入方法には、咳嗽、ハフィング、吸引、気管支鏡による吸引、加湿、体液管理、体位ドレナージ、スクイージングがある。

☑ 安全に排痰するためには、パルスオキシメータの正しい使い方を知り、ポイントを押さえておくことが必要である。

Lesson

2

口腔・鼻腔吸引のコツ

動画はこちら▶

本章では吸引カテーテル挿入のコツや注意点、正しい吸引圧の設定や吸引カテーテル挿入の長さ、挿入困難時の対処方法、口腔吸引と鼻腔吸引の優先順位の根拠まで、徹底解説していきます。これらの内容を知っているか知らないかで、患者さんの苦痛はだいぶ変わってくるので、しっかり学んでいきましょう。

口腔吸引

口腔吸引のポイントの1つとして、嘔吐させないことがあります。口腔吸引・鼻腔吸引の両方にいえることですが、**食後や栄養剤注入後2時間以内は嘔吐するリスクがあるので、吸引はなるべく避けて**ください。特に口腔吸引は嘔吐しやすいので、注意が必要です。

準備
口腔吸引の準備の手順は以下のとおりです。

❶ 感染防御　　　　❸ 吸引圧の設定
❷ 吸引カテーテルの選択　　❹ 吸引カテーテルの通水

❶感染防御
感染防御のため、ゴーグル、マスク、ビニールエプロン、未滅菌手袋などの感染防護具［**fig.2-1**］を着用します。

❷吸引カテーテルの選択
成人では12〜14 Frのサイズの吸引カテーテルを選択します。
吸引カテーテルは吸引圧調節口のあるものとないものがありま

す。吸引圧（陰圧）のかけ方は吸引圧調節口の有無により異なります［fig.2-2］。

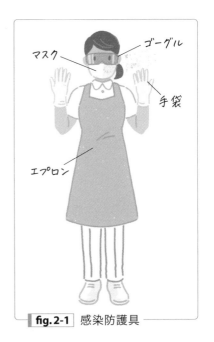

fig.2-1 感染防護具

- 吸引圧調節口のある吸引カテーテル
    →吸引圧調節口を開けたままだと吸引されず、指で塞ぐと吸引できる。
- 吸引圧調節口のない吸引カテーテル
    →吸引カテーテルの根元を折り曲げると吸引されず、伸ばすと吸引できる。

Frはカテーテルの外径（太さ）を表す単位で、数字が大きいほど太くなります。
Frは「フレンチ」と読みます。

❸吸引圧の設定

口腔吸引の吸引圧は 20〜26 kPa（150〜200 mmHg）に調整します。吸引圧は文献によって多少違い（p.19「ちょっと深掘り」参照）、気管吸引と同じ 20 kPa（150 mmHg）以下を推奨している場合もあります。口腔・鼻腔吸引は気管吸引より高い圧でよいとされることが多いですが、あまり高い圧は粘膜損傷につながるので注意が必要です。

ある程度は吸引物の性状や量に応じて調整して問題ありません

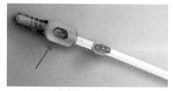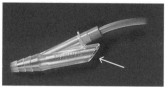

a　吸引圧調節口あり
吸引圧調節口を開けたままだと吸引されず、指で塞ぐと吸引できる

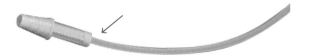

b　吸引圧調節口なし
吸引カテーテルの根元を折り曲げると吸引されず、伸ばすと吸引できる

（画像提供：[a-左・b]株式会社トップ，[a-右]SBカワスミ株式会社）

fig. 2-2 吸引圧調節口の有無による吸引圧のかけ方の違い

　が、吸引圧を上げたとしても 34.6 kPa（260 mmHg）以下まで、血小板 5 万/μL 以下など出血傾向の患者さんの場合は、できれば 13 kPa（100 mmHg）くらいまで下げると安全性は高くなります。

> kPa は「キロパスカル」、
> mmHg は「ミリメートル・エイチ・ジー」
> または「ミリメートル水銀」と読みます。

　痰が固くてうまく吸引できない場合は、吸引圧を上げるよりも、痰を軟らかくする方法を行うほうがリスクが少なくて効果的です。その場合は加湿と体液管理、去痰薬の使用を検討します。

> 加湿・体液管理については、Lesson 7
> を参照してください。

吸引カテーテル
の根元を親指で
塞ぐ

ここ

20～26kPaである
ことを確認

fig.2-3 吸引圧の設定（吸引圧調整口なしの吸引カテーテルの場合）

　吸引圧設定のときは、吸引カテーテルの根元を指で折り曲げて、吸引カテーテルを完全に閉塞させた状態で行います［fig.2-3］。ただし、ゲージレス吸引器を使用すれば、吸引カテーテルを閉塞させない状態で吸引圧を設定しても問題ありません。

吸引圧の設定については、Fukabori Bで詳しく解説しています。
ゲージレス吸引器については、p.80を参照してください。

❹吸引カテーテルの通水

　吸引前に一度、カップに入れておいた蒸留水または水道水を引いて、吸引圧を確認したり、吸引カテーテル内を濡らしておくことで、吸引カテーテル内の痰を引きやすくしてくれます。ただし、吸引カ

ちょっと深掘り

　口腔・鼻腔吸引の吸引圧に関するエビデンスを示した文献は少なく、安全な吸引圧は、成人の場合34.6 kPa（260 mmHg）以下あるいは13～26 kPa（100～200 mmHg）とされることもあります。一方、26 kPa（200 mmHg）では十分に吸引できないため、もう少し圧を上げてもよいという意見もあります。

テーテル表面の水分は消毒綿で拭いてから、口腔・鼻腔に入れるようにします。誤嚥(ごえん)・不快感を与えないようにするためです。

口腔吸引の手順とポイント

口腔吸引の手順とポイントは以下のとおりです。

---

❶ 患者さんの姿勢を整える

❷ 1回の吸引にかける(陰圧にする)時間は10秒以内

❸ 吸引カテーテル挿入の長さは口腔から10〜13 cm

❹ 患者さんの吸気時のタイミングに合わせて挿入する

❺ 吸引する場所が見えない場合は、吸引圧をかけずに挿入する

❻ 吸引カテーテルを口蓋垂(こうがいすい)に当てないようにする

❼ 吸引圧20〜26 kPa(150〜200 mmHg)をかけるときは、吸引カテーテルを折り曲げていた親指をゆっくり離す

❽ 吸引に合わせて患者さんに咳をしてもらう

❾ 吸引カテーテルを左右に回転させながら吸引し、ゆっくり引き抜く

---

❶患者さんの姿勢を整える

患者さんの顔を少し看護師側に向けます[fig.2-4a]。嘔吐してしまった場合も吐物を口の外に出すことができるため、窒息予防になります。

嘔吐反射により嘔吐を誘発されやすい場合は、誤嚥予防のために**セミファーラー位**にしたり[fig.2-4b]、側臥位にして顔を横に向けて吸引してもよいです。悪心(おしん)・嘔吐がみられたら顔をすぐ横に向けられるようにしておきましょう。

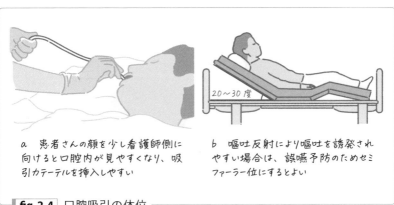

a 患者さんの顔を少し看護師側に向けると口腔内が見やすくなり、吸引カテーテルを挿入しやすい

b 嘔吐反射により嘔吐を誘発されやすい場合は、誤嚥予防のためセミファーラー位にするとよい

fig. 2-4 口腔吸引の体位

セミファーラー位では、口腔・咽頭部より胃が下に位置するので、重力の関係で仰臥位よりも吐物が逆流しにくくなります。普段から吸引で悪心・嘔吐しやすい患者さんや、食後 2 時間以内に吸引を行う場合は、セミファーラー位で行ったほうが安全です。

❷ 1回の吸引にかける（陰圧にする）時間は 10 秒以内

吸引時間は、**低酸素血症**を防ぐために短ければ短いほどよいです。1 回の吸引にかける時間（陰圧）は 10 秒以内に抑えましょう。痰の量が多くて痰が吸いきれない場合は、1 回で長時間行うのではなく、呼吸状態を見て何度かに分けて吸引を行います。

1 回で吸引できずに複数回吸引をする場合は、吸引カテーテルの表面の汚れを消毒綿（アルコール綿など）で拭き取り、吸引カテーテル内腔の汚れは蒸留水または水道水を吸引して洗浄します。この洗浄動作を**リンス**と呼びます。

❸ 吸引カテーテル挿入の長さは口腔から 10～13 cm

吸引カテーテルを入れる長さは、口唇（くちびる）から咽頭まで

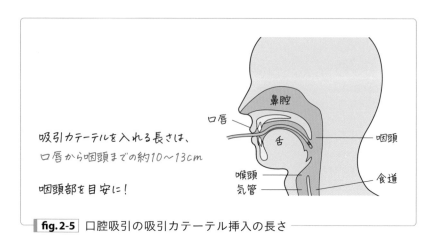

鼻腔

口唇

吸引カテーテルを入れる長さは、
口唇から咽頭までの約10〜13cm

咽頭部を目安に！

舌

喉頭
気管

咽頭

食道

fig.2-5 口腔吸引の吸引カテーテル挿入の長さ

の約 10〜13 cm です［fig.2-5］。痰などの気道分泌物は気道の線毛運動によって咽頭部に移動し、そこに貯留しやすいため、**咽頭部を目安にしましょう。**

❹患者さんの吸気時のタイミングに合わせて挿入する

吸引カテーテルの挿入は吸気時のタイミングに合わせたほうが苦しくないとされています。呼気のタイミングで吸引カテーテルを入れられて、その後に吸引刺激による咳嗽反射などでせき込んでしまうと、息を吸うタイミングがなさそうですよね。

❺吸引する場所が見えない場合は、吸引圧をかけずに挿入する

口腔吸引では、吸引の目安である咽頭まで吸引カテーテルを入れる際に、吸引カテーテルが粘膜にぶつかりながら曲がって入っていく場合があります。その際、吸引圧をかけたまま吸引カテーテルを挿入すると、周囲の粘膜に貼りついてしまって挿入しづらくなります。また粘膜を損傷してしまう危険性もあります。よって、吸引圧をかけずに挿入するほうがよいでしょう。

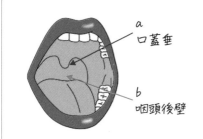

口腔吸引のポイントは、吸引カテーテルを口蓋垂に当てないこと!

咽頭後壁への刺激でも嘔吐が誘発されやすいので注意する

a 口蓋垂

b 咽頭後壁

fig.2-6 口蓋垂と咽頭後壁

　ただし、吸引場所が目視できる場合は、吸引圧をかけたままで挿入しても問題ありません。

❻吸引カテーテルを口蓋垂に当てないようにする

　この、吸引カテーテルを**口蓋垂**に当てないということが口腔吸引のポイントの1つです[**fig.2-6a**]。しっかり押さえておきましょう。

　吸引カテーテルを挿入する際に口蓋垂を刺激してしまうと、嘔吐反射が誘発されます。嘔吐の危険があるので注意しましょう。患者さんに「あー」と声を出してもらうと口蓋垂が見やすくなります。

　口の奥側の壁(**咽頭後壁**)[**fig.2-6b**]の刺激でも嘔吐反射が誘発されるので、吸引カテーテル挿入中に奥側の壁に当てないようにします。

❼吸引圧20〜26 kPa (150〜200 mmHg) をかけるときは、吸引カテーテルを折り曲げていた親指をゆっくり離す

　吸引圧をかけるために吸引カテーテルを折り曲げていた指を急に離すと、瞬間的に高い圧がかかり、粘膜を損傷する可能性が高くなるため、ゆっくり離すようにしましょう。

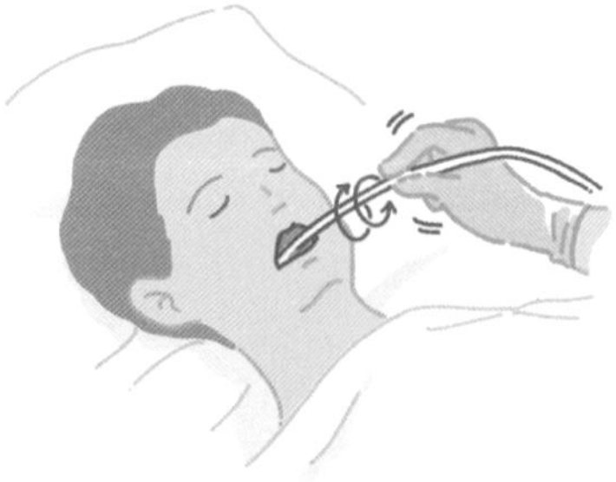

指先をこすり合わせるように
吸引カテーテルを回転させる

吸引カテーテルを持って大きく
回しても十分に回らない

fig.2-7 カテーテルを回転させながら吸引

❽吸引に合わせて患者さんに咳をしてもらう

可能であれば吸引に合わせて患者さんに咳をしてもらい、痰を咽頭や口腔まで運んでもらうと効率よく吸引できます。

❾吸引カテーテルを左右に回転させながら吸引し、ゆっくり引き抜く

吸引カテーテルを回転させることで圧の集中を防ぎ、粘膜損傷を予防することが期待できます。行うときは、吸引カテーテルを持って大きく回す方法ではなく、指先をこすり合わせるように回転させましょう[fig.2-7]。

挿入困難時の対応

吸引カテーテルの挿入が困難になる主な理由は、❶患者さんが口を開けてくれない場合と、❷舌が邪魔でカテーテルが入らない場合、が考えられます。

❶患者さんが口を開けてくれない場合

患者さんが口を開けてくれない場合の対応方法には次の2つがあります。

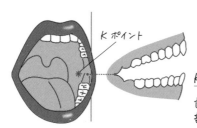

fig.2-8 Kポイント

- 下あごを引き下げて開口させる。
- Kポイントを刺激して開口を促す。

　Kポイントとは、臼後三角（親知らずの後ろの場所）のやや後方内側を指します［**fig.2-8**］。仮性 球 麻痺による開口困難な患者さんに有効で、Kポイントを刺激すると開口反射が誘発されて口を開くことができます。口角から歯列に沿って指を奥に進めるとKポイントを刺激できます。

　開口まではしたけれど、口を開け続けていられない場合もあると思います。そのときはバイトブロックや丸めたガーゼなどを挟むとよいでしょう。

❷舌が邪魔で吸引カテーテルが入らない場合
　こちらも対応方法には次の2つがあります。

- 舌を前に出してもらう
　　→舌を前に出してもらうと、口腔内が見やすくなる。
- 「あー」と声を出してもらう
　　→舌の位置が固定され、口腔内が見やすくなる。

鼻腔吸引

　鼻腔吸引のポイントは、出血させないことです。手順はほとんど口腔吸引と同じですので、違う部分だけ説明します。

　鼻腔吸引も食後の吸引は嘔吐のリスクがあります。**食後や栄養剤注入後2時間以内の吸引はなるべく避けてください。**

準備

　鼻腔吸引の準備の手順は以下のとおりです。すべて口腔吸引と同じです。

---

❶ 感染防御 　　　　　　❸ 吸引圧の設定

❷ 吸引カテーテルの選択 　❹ 吸引カテーテルの通水

鼻腔吸引の手順とポイント

　鼻腔吸引の手順とポイントは以下のとおりです。

---

❶ 1回の吸引にかける（陰圧にする）時間は10秒以内

❷ 吸引カテーテル挿入の長さは鼻腔から15〜20 cm

❸ 患者さんの吸気時のタイミングに合わせて挿入する

❹ 吸引圧はかけずに挿入する

❺ 吸引カテーテルは外鼻孔（鼻の穴）の上のほうからまっすぐに、やや下向き加減に、ゆっくり挿入する

❻ 吸引圧20〜26 kPa（150〜200 mmHg）をかけるときは、吸引カテーテルを折り曲げていた親指をゆっくり離す

---

❼ 吸引に合わせて患者さんに咳をしてもらう

❽ 吸引カテーテルを左右に回転させながら吸引し、ゆっくり引き抜く

❶❸❻❼❽は口腔吸引と同じなので、❷❹について少し追加で説明し、❺についてはしっかり解説していきます。

❷吸引カテーテル挿入の長さは鼻腔から15〜20 cm

吸引カテーテル挿入の長さは、外鼻孔（鼻の穴）から咽頭までで約15〜20 cmです。痰などの気道分泌物は気道の線毛運動によって咽頭部に移動し、そこに貯留しやすいため、咽頭部を目安としましょう。

ちなみに、口腔吸引・鼻腔吸引ともに基本的には気管まで挿入してはいけません。

気管まで挿入してはいけない理由については、Fukabori Aで詳しく解説しています。

❹吸引圧はかけずに挿入する

鼻腔吸引では、吸引の目安である咽頭まで吸引カテーテルを入れる段階で、吸引カテーテルが粘膜にぶつかりながら曲がって入っていくことが多いです。そのため、吸引圧をかけたまま吸引カテーテルを挿入すると、周囲の粘膜に貼りついて挿入しづらくなりますし、粘膜を損傷してしまうことがあります。吸引圧はかけずに挿入するほうがよいでしょう。

❺吸引カテーテルは外鼻孔（鼻の穴）の上のほうからまっすぐに、やや下向き加減に、ゆっくり挿入する

　吸引カテーテル挿入の前にまず知っておいてほしいことは、鼻の粘膜には血管が豊富にあり、出血しやすいということです。特に、鼻の穴を左右に分けている壁（**鼻中隔**）の入り口付近（鼻の穴から内側約1〜2cm入った場所）は**キーゼルバッハ部位**と呼ばれ、鼻出血しやすいため、出血傾向のある患者さんは注意が必要です。もしここから出血してしまったら、鼻翼（鼻の外側のふくらみ）を親指と人差し指で圧迫し、内側のキーゼルバッハ部位を圧迫して止血してください。

　鼻腔吸引は口腔吸引よりも見えにくい状況で行わなければならないため、吸引カテーテルで鼻腔内の粘膜を突っついてしまうことが多くあります。なるべく鼻の粘膜を傷つけないように、鼻の解剖学的構造［**fig.2-9**］をイメージしながら挿入していきましょう。

　ポイントは2か所あります。1つは**キーゼルバッハ部位**で、ここを吸引カテーテルの先端で突っつかないこと、もう1つはその先に

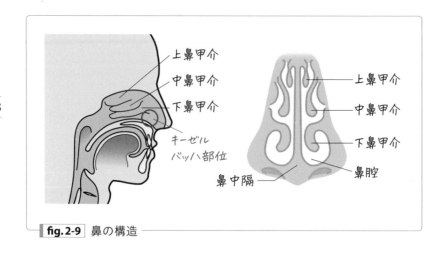

fig.2-9 鼻の構造

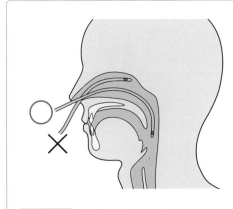

吸引カテーテルは外鼻孔（鼻の穴）の上のほうからほぼまっすぐに、やや下向き加減に、ゆっくり挿入する

上向きに入れると粘膜を傷つけてしまう可能性があるので注意する

fig.2-10 鼻腔吸引時の吸引カテーテルの挿入方法

ある**鼻甲介**で、ここに吸引カテーテルをぶつけないことです。

　鼻甲介とは左右の鼻腔の外側から垂れ下がっているヒダのことで、上・中・下と3つに分かれています。吸引カテーテルを入れるときは、この鼻甲介を避けなければなりません。吸引カテーテルを上に向けるとぶつかってしまうので、カテーテルは外鼻孔（鼻の穴）の上のほうからまっすぐに、やや下向き加減にゆっくり挿入します。もし途中で吸引カテーテルの挿入に抵抗を感じたら、下向きに進めてみましょう［fig.2-10］。咽頭のほうに進むはずです。これが鼻腔吸引のポイントです。

挿入困難時の対応

　鼻の入り口のほうで吸引カテーテル挿入に抵抗を感じて進まない場合は、反対の外鼻孔から挿入します。右の鼻の穴から吸引カテーテルが挿入できないならば、左の鼻の穴から入れる、といった感じですね。

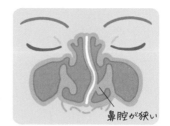

まっすぐな鼻中隔　　　　　　湾曲した鼻中隔

鼻腔が狭い

fig.2-11 鼻中隔

　鼻の穴を左右に分けている壁を**鼻中隔**［**fig.2-11**］といいますが、この鼻中隔は曲がっていることがあります。鼻中隔湾曲などで、吸引カテーテルが鼻の穴から奥のほうに入っていかない場合は、反対の鼻の穴から挿入するとうまくいく場合も多いです。

　鼻腔の奥に行くと鼻中隔はなくなり、1つの空間になった後に咽頭につながっていきます。どちらの鼻の穴から吸引カテーテルを挿入しても、いちばん痰の溜まりやすい咽頭部分では吸引できる箇所は同じです。ですから、片方の鼻の穴で吸引カテーテル挿入に抵抗を感じたら、無理に入れようとしないで、反対の鼻の穴から挿入してみてください。

口腔吸引と鼻腔吸引、どちらを先に行う?

　ここまで読んで、口腔吸引・鼻腔吸引のコツはわかったと思います。どちらを先に行えばよいかといいますと、**口腔吸引を先に行ってください**。鼻腔吸引は、行わなくて済むならば避けたほうがよいです。

理由を説明すると、まず、鼻腔吸引と比べて**口腔吸引のほうが患者さんにとって苦痛が少ない**といわれているからです。さらに、鼻腔吸引は見えにくい状況での操作になるため、気道粘膜の損傷リスクや、迷走神経刺激による徐脈の出現などのリスクが高いこともあげられます。以上から、**鼻腔吸引は原則として行わない、または最小限にとどめるようにしたほうがよい**、といわれています。

　痰などの気道分泌物は気道の線毛運動によって咽頭部に移動し、そこに貯留しやすいです。口腔吸引・鼻腔吸引ともに咽頭部まで吸引カテーテルを進めて分泌物を取り除く手技なので、いちばん吸引したい場所は、口と鼻どちらから吸引しても同じ箇所になります。そのため、まずはリスクの低い口腔吸引を実施して、分泌物が取り除けなかった場合は、必要に応じて鼻腔吸引を行うようにしましょう。
　ちなみに、口腔内と鼻腔内は同じ上気道なので、吸引カテーテルは同じものを使っても大丈夫です。もちろん、吸引のたびにカテーテルの洗浄（リンス）をして、吸引カテーテルの表面の汚れは消毒綿で拭いてから挿入してください。

☑ 吸引カテーテルのサイズは 12〜14 Fr を選択する。吸引圧は 20〜26 kPa (150〜200 mmHg)に調整する。

☑ 口腔吸引のポイントは嘔吐させないこと。吸引カテーテルを口蓋垂に当てないように注意する。

☑ 鼻腔吸引のポイントは出血させないこと。外鼻孔の上のほうからまっすぐに、やや下向き加減にゆっくり挿入する。

☑ 口腔吸引を優先し、できるだけ鼻腔吸引は避ける。

Fukabori

A

鼻腔から気管までの吸引が
ダメな理由

動画はこちら▶

鼻腔から気管までの吸引は勧められていません。危険性がわからないまま行っていると、患者さんの合併症を増やすだけです。ここでは、鼻腔から気管までの吸引がダメな理由について解説します。

鼻腔から気管までの吸引の是非

「鼻腔から気管までの吸引をやっていいの？」と聞かれたら、基本的にはノーです。鼻腔から気管にまでカテーテルを入れて吸引をしなくてよい、というか、むしろしてはいけない手技だと思ってください。基本的には、**鼻腔から気管までの吸引は日常的には行いません。**

ただし、気管・主気管支に痰が溜まっていて、さらに SpO₂ の低下があり酸素化に影響を及ぼすおそれがある場合は、鼻腔から気管までの吸引が必要になることもあります。その際も、本当に鼻腔から気管まで吸引してまで取らなくてはいけない痰なのかを判断するアセスメントと医師への相談などが必要になります。

行わないほうがよい理由

鼻腔から気管までの吸引がダメな理由は 2 つあります。

❶感染の危険性

鼻腔から気管まで吸引することがダメな理由の 1 つとして、感染の危険性があげられます。

fig.A-1 の気道の解剖図を見てください。気道は、鼻腔・咽頭・喉頭までの上気道と、気管・気管支・肺までの下気道に分かれます。口腔や鼻腔から喉頭までの上気道と呼ばれる場所には常在菌が多数

存在しています。対して、気管より末梢の下気道は無菌状態です。

　気管吸引は無菌操作が必要になる処置です。それなのに、鼻腔から気管まで吸引カテーテルを入れたらどうなるでしょうか。**吸引カテーテルを挿入することで、分泌物や細菌を下気道に押し込むことになり、感染のリスクを高める可能性があります。**吸引したことが原因で肺炎になる可能性があるのです。

　気管吸引のときによくいわれる「口腔・鼻腔に使用した吸引カテーテルは気管吸引に使用しない」というのは、下気道は無菌状態なので、口腔・鼻腔の上気道に常在する菌を持ってこないためなのです。

❷気道粘膜の損傷や出血のリスク
　鼻腔から気管まで吸引することがダメなもう１つの理由は、気道

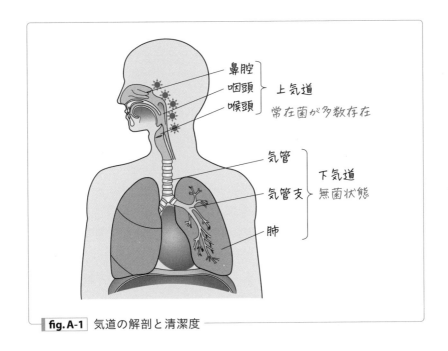

fig. A-1 気道の解剖と清潔度

粘膜の損傷・出血のリスクが高いことです。大量出血・血液による窒息などの危険もあります。

　鼻腔から気管までの吸引と、普通の気管吸引、いわゆる気管（挿管）チューブが入っていたり、気管切開チューブが入っている状況での吸引とは、何が違うのでしょうか。違いは、鼻腔から気管までの吸引では、(a)吸引圧が違う場合があること、(b)喉頭周囲を吸引カテーテルが通る必要があること、の2点です。特に(b)の違いはかなり影響があると思います。

(a) 吸引圧の違い

　気管吸引を行う際は、吸引圧は20 kPa（150 mmHg）以下で行う必要があります。それに対して、口腔・鼻腔吸引は一般的には20〜26 kPa（150〜200 mmHg）であり、吸引物の性状や量で調整します。

　低い圧で行っているときはよいのですが、圧が高い設定のまま気管内に入れてしまったらどうなるでしょうか？ 当然ですが、気道粘膜を傷つけてしまう可能性があります。

(b) 喉頭周囲を吸引カテーテルが通る必要がある

　分泌物は気道の線毛運動によって咽頭部に移動し、そこに貯留しやすいので、普通に口腔・鼻腔吸引をする場合は咽頭を目安に吸引カテーテルを挿入します。一方、気管（挿管）チューブ・気管切開チューブが入っている場合の気管吸引は、気管（挿管）チューブ入り口または気管切開チューブ入り口から気管分岐部手前までにかけて行います。

　喉頭には、食べ物が気管に入らないようにフタをする**喉頭蓋**があります。そして、その奥に**声帯**があります［**fig.A-2**］。この声帯を越えた場所が気管になります。吸引カテーテルが気管に入ってしま

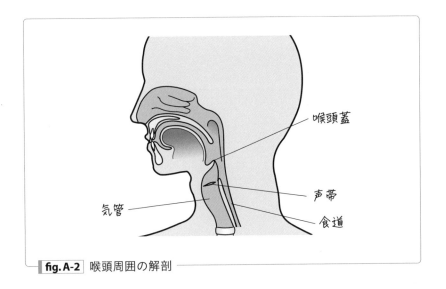

fig. A-2 喉頭周囲の解剖

うと、喉頭周囲も傷つけてしまうことがあります。

　上記の理由から、鼻腔から気管までの吸引は気道粘膜の損傷・出血のリスクが高いので、原則として行いません。

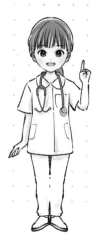

Lesson

3

気管吸引①
吸引のタイミング

動画はこちら▶

意識がある人の吸引ならば、患者さんが訴えてくれるから、吸引のタイミングの判断にはあまり困りませんよね。でも意識がない人の場合は、タイミングを客観的に判断しないといけないので迷うことはないでしょうか？　ガイドライン[1]では「必要と判断された状態においてのみ気管吸引を行うこと」とされていますが、「いや、その判断が難しいんだけど……」と思いますよね。SpO_2が低下してきたけれど、痰のせいかどうかがわからない。「吸引するのが正解なの？」と悩むこともあるでしょう。正解なのかわからないまま不要な吸引を行い、結果としてさらに呼吸状態を悪化させてしまうおそれもありえるのです。

　客観的に痰が溜まっていることを判断できるようになると、吸引のタイミングがわかるようになります。吸引の必要性を判断するための材料を多くもち、アセスメントの質を上げていくことが、吸引マスターへの近道です。

吸引の大前提

　ここでは気管挿管や気管切開などの人工気道が入っている気管吸引を中心に説明します。

　まず大前提として、吸引はどういう人に行うかを確認しましょう。当たり前ですが、**吸引は「自分では効果的な気道分泌物の喀出（かくしゅつ）ができない患者さん」に対して行います**。

　また、気管吸引は1〜2時間ごとというように時間を決めてルーチンで行うべきではなく、**必要と判断された状態においてのみ行うこと**、とされています[1]。気管吸引は患者さんにとって負担が大きく合併症［table 3-1］も多いので、気管吸引を行う理由をしっかり

table 3-1 気管吸引の主な合併症

合併症	原因
気道粘膜の損傷	過度な吸引圧やカテーテル挿入の手技により起こりやすい
気管支攣縮	カテーテルの刺激などが、気道平滑筋の痙攣を起こし発生する
低酸素血症	分泌物とともに気道内の空気も同時に吸引してしまう
無気肺、肺胞虚脱	過度な吸引により気道内圧が低下し肺胞の虚脱が起こる。虚脱した状態が持続すると無気肺になる
感染	不衛生な吸引手技により病原微生物が気道に持ち込まれた場合に起こる
不整脈、血圧変動	交感神経が刺激されることから頻脈・高血圧が起こりやすい。心室性期外収縮や致死性不整脈につながることもある。逆に、吸引により迷走神経が刺激され、徐脈、血圧低下、めまいなどが生じる場合がある。また、低酸素血症は不整脈の原因となりやすい
臓器血流の低下	血圧上昇は末梢血管の収縮によって生じるため、結果的に臓器血流が低下する。逆に、血圧低下は末梢血管の虚脱によって生じるため、これも臓器血流の低下につながる
頭蓋内圧亢進	交感神経の刺激により脳の血流量が増加し、脳血管の自動調節能を超えた場合に起こる

アセスメントしてから行うべきなのです。決してルーチンで気管吸引を実施してはいけません。まずは、咳嗽を促したり侵襲の少ない気道の加湿や体位ドレナージなどの排痰援助を行ってみて、それでも痰が出なかったときに気管吸引を検討することになります。

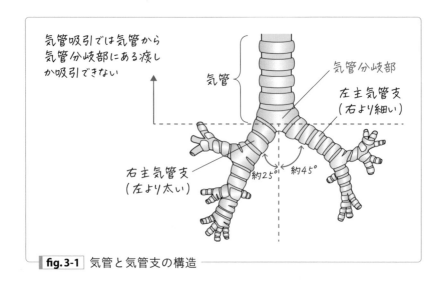

気管吸引では気管から
気管分岐部にある痰し
か吸引できない

気管

気管分岐部

左主気管支
（右より細い）

右主気管支
（左より太い）

約25° 約45°

fig.3-1 気管と気管支の構造

加湿や体位ドレナージについては
Lesson 7、8をご覧ください。

　もう１つ、気管吸引を行ううえで知っておいてほしい知識があり
ます。それは、**気管吸引では気管から気管分岐部より上部に痰があ
る場合しか吸引できない**、ということです[**fig.3-1**]。無理にその
先まで吸引しようとすると、気管分岐部を突いてしまって出血する
おそれがあります。気管分岐部より奥に痰がある場合は医師による
気管支鏡での吸引が必要になります。つまり、**気管吸引は気管また
は人工気道内に分泌物がある場合に行う処置**ということです。

気管吸引のタイミング

　気管吸引のタイミングは、視診・聴診・触診で判断します。人工
呼吸器を装着している場合は、人工呼吸器モニタで判断することも
できます。

1つの指標で判断するのではなく、総合的に判断していくことが大切ですよ。

視診

判断のポイントは以下の2つです。

❶視覚的に気管チューブ内に分泌物が確認できる

これはわかりやすいですよね。目で見える場所まで痰が吹き上がっている状況であればかなりの量の分泌物が気道にあると思われます。

❷努力呼吸が強くなっている

痰の貯留が原因で**努力呼吸**が強くなっている場合は吸引が必要です。呼吸数増加、浅速呼吸、陥没呼吸、補助筋活動の増加、呼気延長などがみられたら要注意です。

努力呼吸とは、安静時の通常の呼吸では用いない**呼吸補助筋**を用いて行う呼吸のことです。呼吸補助筋は胸鎖乳突筋（きょうさにゅうとつきん）、斜角筋、僧帽筋（そうぼう）（きん）、腹筋群などがあります。大まかにいうと、首や腹筋を使った呼吸です。特にわかりやすいのが首の胸鎖乳突筋です［fig.3-2］。

努力呼吸は、通常の呼吸筋（横隔膜と外肋間筋）だけでは呼吸量が足りないときに呼吸量を補う目的で起こるので、痰の貯留だけではなく、重症な呼吸器疾患や低酸素血症、代謝性アシドーシス、発熱時などでもみられます。

聴診

❶どんなときに吸引が必要か

聴診では、気管から主気管支にかけて副雑音が聴取できるとき、または呼吸音の低下があるとき、が判断ポイントです。先ほど説明

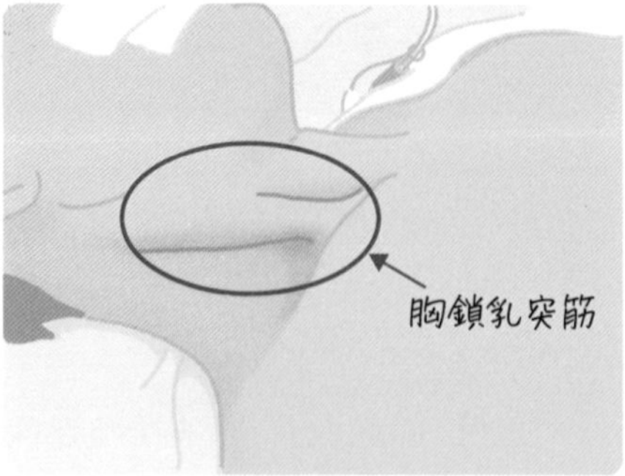

呼吸困難になると呼吸補助筋が機能する。特に胸鎖乳突筋の活動が顕著で、鎖骨と胸骨を挙上させて胸郭を少しでも広げようとするため、胸鎖乳突筋は肥大し、目立つようになる

胸鎖乳突筋

fig.3-2 胸鎖乳突筋による努力呼吸

したように、気管吸引では気管から気管分岐部より上部にある痰と気管チューブ内の痰しか吸引できません。つまり、**副雑音が聞こえるだけではなく、気管から主気管支にかけて聞こえる**、ということが重要なのです。

　肺野部に痰がありそうだと判断したら、まず体位ドレナージなどを検討するほうが効果的です。またそのような場合は、医師による気管支鏡での吸引を考慮する場合もあります。

❷聴診する部位

　気管から主気管支の吸引は、**胸骨角** (ルイ角ともいいます) 付近を聴診するとよいでしょう。胸骨角は第二肋間付近に位置している胸骨柄と胸骨体の間のでっぱり部分で、気管分岐部があるあたりです [fig.3-3]。自分の胸を触って確認してみてください。触るとでっぱりがあるのでわかりやすいと思います。

　胸骨角で副雑音が聴こえたり呼吸音の低下が認められたりすれば、気管から主気管支にある気道分泌物の存在を疑うべきです。痰があればこの部位で副雑音が聞こえ、空気の通り道が狭くなるため

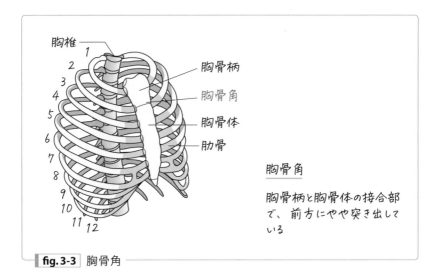

胸椎
胸骨柄
胸骨角
胸骨体
肋骨

1
2
3
4
5
6
7
8
9
10
11 12

胸骨角

胸骨柄と胸骨体の接合部
で、前方にやや突き出して
いる

fig. 3-3 胸骨角

呼吸音が小さく聞こえることもあります。

　右主気管支と左主気管支を比較したいので、**左右ともに聴診しましょう**。気管を中心に聞きたい場合は、呼吸音が大きく聞き取りやすい左右の頸部を聴診するとよいでしょう。

❸副雑音

　最も気道分泌物の存在を疑う所見は低音性連続性副雑音です。いびき音とか**ロンカイ**（rhonchi）ともいわれます。よく、グーグーとかウーウーと表記され、太い気道が痰などで狭くなると出る音です。ただし、気道の狭窄が進行すれば**笛音**（wheezes：ウィーズ）として聞こえる可能性もありますし、水っぽい痰が気道に溜まっていれば**水泡音**（coarse crackles：コースクラックル）の可能性もあります。両方の音が聞こえるときもありますし、途中で音が変わることもあって、聞き分けるのは結構難しいです［table 3-2］。

　実はもう１つ、ロンカイと紛らわしい音があります。**舌根沈下時**

table 3-2 気道分泌物を疑う代表的な副雑音

	分類	音の特徴
連続性 副雑音	低音性連続性副雑音 （いびき音：ロンカイ）	低く持続するいびきのような音 グーグー、ウーウー
	高音性連続性副雑音 （笛音：ウィーズ）	高く持続する笛のような音 ヒューヒュー、ピーピー
断続性 副雑音	粗い断続性副雑音 （水泡音：コースクラックル）	粗く大きい音、水の中を空気が 通っているような音 ブクブク、ゴロゴロ

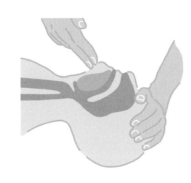

あご先を持ち上げて頭部を後
屈させることで舌が前方に移動
し、気道が開通する

fig.3-4 頭部後屈あご先挙上法

の音です。厄介なことに、気管あたりから聞こえてくるため痰と間
違いやすいです。気管吸引が必要な人は意識レベルが低下している
患者さんが多いので舌根沈下が起きやすく、痰を引こうとしても引
けないことがあります。

　もし、副雑音が聞こえるけれども、その原因が気道分泌物なのか、
舌根沈下なのかがわからなかったら、頭部後屈あご先挙上法［fig.3-4］
や肩枕などで気道確保をして、舌根沈下かどうかを確認することも
必要になります。

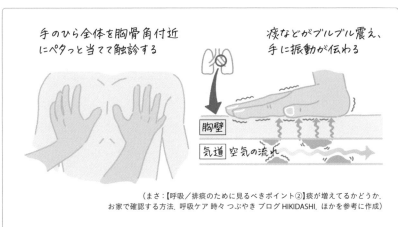

手のひら全体を胸骨角付近
にペタっと当てて触診する

痰などがブルブル震え、
手に振動が伝わる

胸壁

気道 空気の流れ

（まさ：【呼吸／排痰のために見るべきポイント②】痰が増えてるかどうか，お家で確認する方法，呼吸ケア 時々 つぶやき ブログ HIKIDASHI，ほかを参考に作成）

fig. 3-5 胸骨角とラトリング

触診

触診による判断ポイントは、**ラトリング**を感じるときです。ラトリングとは、胸部を手で触れたときに、痰などの気道分泌物が呼吸により振動として触知できるものです。触ってみるとブルブル震えている感覚がするので、結構わかりやすいです。

触る場所の目安は、先ほどの聴診と同じで胸骨角付近です。手のひら全体を胸部にペタっと当てて触診します［**fig.3-5**］。

ちょっと深掘り

副雑音を聞き分けるためには、音に慣れるのがいちばん近道だと思います。僕は車の中で呼吸音を聴きながら仕事に行っていました (笑)。
僕がよく活用した、呼吸音が実際に聞ける付録付きの参考書[2]を引用文献欄に載せたので、気になる人はチェックしてみてください。

ちなみに、気道分泌物が貯留していると、気管チューブを手で触れた際にも振動を感じます。

　これ以外にも、痰が溜まっていることを疑うような咳（湿性咳嗽）があるときや、誤嚥をしたとき、喀痰検査のための痰の採取などもありますが、それらは明らかに吸引が必要ということがわかるので、上記の視診・聴診・触診のポイントを押さえておけば大丈夫です。

人工呼吸器モニタでの吸引のタイミングの判断

　ここでは、人工呼吸器によって吸引の必要性を判断する際の簡単な指標や見分け方について説明します。

フロー曲線に注目

　fig.3-6a は人工呼吸器のグラフィックモニタにおけるフロー曲線（流量波形）です。なんかギザギザしていますよね。実は**フロー曲線がギザギザになっているときは、流量がスムーズに流れていない**ことを示しています。痰などの気道分泌物や人工呼吸器回路の結露が原因で、痰や水分などの液体が振動するため、曲線がこのようなギザギザになるのです。

　結露により回路の中に水が溜まっているのが原因ならば水を捨てれば波形は戻りますが、戻らなければ気道分泌物が貯留している可能性が高いです。人工呼吸器のモードは関係なくすべてのモードで見られるので、わかりやすいですよ。

気道内圧上昇と換気量の低下に注目

　もう１つ、人工呼吸器での判断ポイントがあります。

[a. フロー曲線に注目]

流量

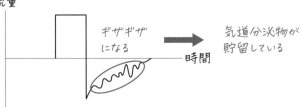

ギザギザ
になる

気道分泌物が
貯留している

時間

[b. 量設定モード (従量式=VCV) 使用の場合]

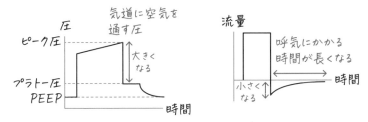

圧

気道に空気を
通す圧

ピーク圧

大きく
なる

プラトー圧
PEEP

時間

流量

呼気にかかる
時間が長くなる

小さく
なる

時間

・圧波形でピーク圧が高くなりプラトー圧は変化しない
　→気道内圧上昇を認める
・呼気が長くなる

[c. 圧設定モード (従圧式=PCV) 使用の場合]

換気量

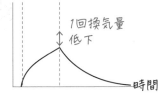

1回換気量
低下

時間

流量

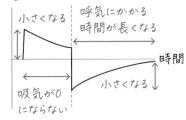

小さくなる

呼気にかかる
時間が長くなる

時間

吸気が0
にならない

小さくなる

・十分に吸えずに1回換気量の低下・流量の幅が小さくなる
　→換気量の低下を認める
・呼気が長くなる

fig.3-6 気道分泌物があるときの人工呼吸器モニタの表示

> 量設定モード（従量式：VCV）使用の場合
> ▶ **気道内圧上昇**を認めるとき[fig.3-6b]
> 圧設定モード（従圧式：PCV）使用の場合
> ▶ **換気量の低下**を認めるとき[fig.3-6c]

　従量式（VCV）は換気「量」を一定に設定しているので、痰などが溜まっていない正常な気道と、痰などで狭い気道に同じ量の空気を入れようとすると、狭い気道のほうが空気が通りにくいので必要な圧力が増えます。そのため、気道にかかる圧が上昇し、気道内圧上昇を認めることがあります。

　従圧式（PCV）では、吸気「圧」（気道内圧）を一定に設定しているので、痰などが溜まっていない正常な気道と、痰などで狭い気道に同じ圧力で空気を入れようとすると、狭い気道のほうが空気が通りにくいので、一度に吸ったり吐いたりできる空気の量が少なくなります。そのため、1回換気量が低下します。

従圧式（PCV）の補足をすると、正確には、気道が狭くなり肺胞に空気が入るのに時間がかかるので、肺胞がしっかり広がりきる前に吸気が終わってしまい、結果的に換気量が低下する、ということです。

050

　ただし、これには注意点があります。痰の貯留などにより「気道が狭くなっている」ということを言い換えると、「気道抵抗が上昇している」ということになります。**気道抵抗が上昇する理由には、回路や気管チューブの閉塞・気管支攣縮のおそれもあるため**、上記の所見がみられたからといって必ずしも気道分泌物が原因というわけではないということを覚えておいてください。

　本章では、「気管吸引ガイドライン 2013」[1] に記載されている気管吸引の適応を中心に、実践に生かせるように説明しました。より正しい知識を得たいという人は、ぜひガイドラインを確認してみてください。

引用文献
1）日本呼吸療法医学会気管吸引ガイドライン改訂ワーキンググループ：気管吸引ガイドライン 2013（成人で人工気道を有する患者のための），人工呼吸, 30（1）：75-91, 2013.
2）山内豊明：呼吸音聴診ガイドブック：見る・聴く Web 付録付, 医学書院, 2018

☑ 気管吸引では以下のことに留意する。

・2時間おきなどルーチンでは行わない。

・気管から気管分岐部より上部にある痰しか
吸引できない。

☑ 吸引のタイミングは以下のとおりである。

・視診：気管チューブ内に痰が見えるとき、痰
の貯留により努力呼吸が強くなっているとき

・聴診：気管から主気管支にかけて副雑音
が聴取できるとき、呼吸音の低下があるとき

・触診：胸骨角付近でラトリングを感じるとき

☑ 人工呼吸器モニタでの痰貯留の判断ポイント

・フロー曲線がギザギザになっているとき

・量設定モード→気道内圧上昇を認めるとき

・圧設定モード→換気量の低下を認めるとき

Lesson

4

気管吸引②
吸引のコツと手順

動画はこちら▶

気管吸引は実はかなり危険な行為です。適当に行っていると粘膜損傷からの大出血や低酸素血症による急変など、取り返しのつかない事態になることもありえます。気管吸引には安全に行うためのポイントがあります。正しい実施方法を身につけて、大きな事故を起こさないように、できるだけリスクを減らすようにしていきましょう。

気管吸引の方法

　気管吸引の方法は開放式と閉鎖式があります［**fig.4-1**］。**開放式気管吸引**は、吸引時にいったん人工呼吸器回路を外し、気道を大気に開放してから吸引する方法です。**閉鎖式気管吸引**は、人工呼吸器

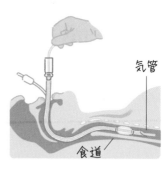

開放式気管吸引

吸引時にいったん人工呼吸器回路を外し、気道を大気に開放してから吸引する

気管

食道

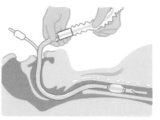

閉鎖式気管吸引

人工呼吸器回路に吸引カテーテルを組み込み、気道を大気に開放せず人工呼吸器による補助換気を行いながら吸引する

fig.4-1　気管吸引の方法

回路に吸引カテーテルを組み込み、気道を大気に開放せず人工呼吸器による補助換気を行いながら吸引する方法です。

開放式気管吸引

準備

開放式気管吸引の準備の手順は以下のとおりです。

❶ 感染防御
❷ 気管吸引前の口腔・鼻腔・カフ上部吸引
❸ カフ圧の調整
❹ 吸引カテーテルのサイズ選択
❺ 吸引圧の設定
❻ 吸引前の酸素化

❶感染防御

感染防御のため、ゴーグル、マスク、ビニールエプロン、未滅菌の清潔な手袋または滅菌手袋を装着します。

ここで、滅菌手袋か、未滅菌手袋か、迷う人もいるかもしれませんね。気管という無菌状態の場所に吸引カテーテルを入れるのですから、この話に触れないわけにはいきません。結論からいうと、「**手袋は未滅菌の清潔な使い捨てのものでよい**」とされています[1]。もちろん滅菌手袋でも OK ですが、「気管吸引時に清潔な未滅菌手袋よりも、滅菌手袋を使用するほうが感染を予防できるというエビデンスが今のところはなく、未解決問題とされている」[1]ため、未滅菌手袋でもよいということなのです。

❷気管吸引前の口腔・鼻腔・カフ上部吸引

　気管吸引の前に口腔・鼻腔吸引を行います。カフ上部吸引ポートが付いている場合は、カフ上部も吸引します。

　咽頭部やカフ上部に貯留した液体には、常在菌だけでなく病原菌も含まれている可能性があります。気管吸引に伴う咳嗽の際にこれらの液体が下気道に流れ込むと肺炎を起こす原因となるため、上気道の分泌物が下気道に流れ込まないように、カフより上を先に吸引しておくのです。

吸引実施の順番については、Lesson 5
も参照してください。

❸カフ圧の調整

　カフ圧を 30 cmH₂O 程度に調整します。理由は❷と同様、分泌物の垂れ込み予防です。カフ圧が弱いと、気管吸引の刺激による咳嗽などによってカフと気管壁の間にすき間が生じ、カフ上部に溜まった分泌物が気管支の末梢に垂れ込むおそれがあります。

　カフ圧の適正は 20〜30 cmH₂O とされていますが、カフ圧を調整してカフ圧計を外す際も多少空気が漏れるため、カフ圧が低下することを見越して、カフ圧を調整する際はカフ圧の上限である 30 cmH₂O 程度に調整すると、カフ圧計を外した後のカフ内圧は 27〜28 cmH₂O 程度になります。よって、カフ圧は適正範囲内の上限圧である 30 cmH₂O 程度に調整しましょう。

カフ圧の調整については、Fukabori C
で詳しく解説しています。

❹吸引カテーテルのサイズ選択

　吸引カテーテルのサイズは主に 10〜12 Fr を使用します。正確には、患者さんに挿入されている気管チューブの内径の 1/2 以下の外

径の吸引カテーテルです［fig.4-2］。

　fig.4-3 は吸引カテーテルのサイズの目安です。よく使われる気管チューブの内径は女性が 7 mm、男性が 8 mm なので、吸引カテーテルのサイズは気管チューブ内径が 7 mm ならば 10 Fr、8 mm ならば 12 Fr を使用します。

　吸引カテーテルが細すぎると、粘稠度の高い痰が詰まりやすくなったり、吸い込みにくいため吸引圧を高くする必要があったり、

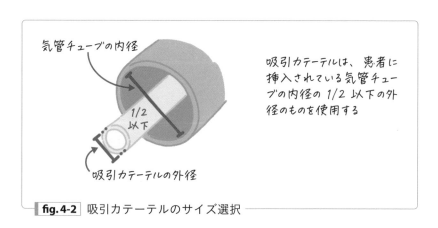

気管チューブの内径

1/2
以下

吸引カテーテルの外径

吸引カテーテルは、患者に挿入されている気管チューブの内径の 1/2 以下の外径のものを使用する

fig.4-2 吸引カテーテルのサイズ選択

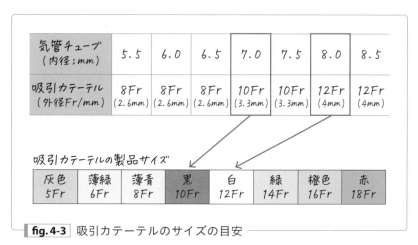

気管チューブ （内径；mm）	5.5	6.0	6.5	7.0	7.5	8.0	8.5
吸引カテーテル （外径Fr/mm）	8Fr (2.6mm)	8Fr (2.6mm)	8Fr (2.6mm)	10Fr (3.3mm)	10Fr (3.3mm)	12Fr (4mm)	12Fr (4mm)

吸引カテーテルの製品サイズ

灰色 5Fr	薄緑 6Fr	薄青 8Fr	黒 10Fr	白 12Fr	緑 14Fr	橙色 16Fr	赤 18Fr

fig.4-3 吸引カテーテルのサイズの目安

吸引時間が長くなったりして、気道粘膜の損傷や低酸素血症のリスクが上がります。吸引カテーテルのサイズを選択する際は、気管チューブの内径の 1/2 以下の外径の吸引カテーテルの中でも、なるべく太いものを使うのがよいでしょう。

　普段と違うサイズの気管チューブが入っているときなどは、吸引カテーテルのサイズ選択に悩むことがあるかもしれません。その場合は、吸引カテーテルのサイズ表記「Fr」から計算ができます。

　Fr の値を 3 で割った値が吸引カテーテルの外径（太さ：mm）になります。つまり「1 Fr＝1/3 mm」です。12 Fr の吸引カテーテルの場合、[12（mm）÷3＝4（mm）]で、吸引カテーテルの外径は 4 mm ということがわかります。気管チューブの内径が 8 mm の場合、適正サイズである 1/2 以下の外径の吸引カテーテルは 4 mm 以下になるので、12 Fr 以下の吸引カテーテルを使用するのが正しいです。

　しかし、「Fr」から計算する方法は吸引カテーテルのサイズを元に計算しているので、実際は使いにくいです。だって、吸引するときは気管チューブのサイズを見てから吸引カテーテルを選びますよね。そこで、気管チューブのサイズ（内径）から吸引カテーテルのサイズを計算する方法をご紹介します。

　「1 Fr＝1/3 mm」なので、「3 Fr＝1 mm」です。そうすると、[気管チューブのサイズ（mm）×3]＝「気管チューブの内径と同じ太さの外径の吸引カテーテル（Fr）」となり、適正な吸引カテーテルの外径はこの値の半分ということになります。よって、計算式を[気管チューブのサイズ（mm）×3]ではなくて、[気管チューブのサイズ（mm）×1.5]にすれば、「気管チューブの内径の 1/2 の太さの外径の吸引カテーテル（Fr）」がわかります。つまり、**吸引カテー**

テルのサイズは［気管チューブの内径（mm）×1.5］以下の Fr を使用すればよい、ということになります。

　例えば、内径 7 mm の気管チューブの場合は［7（mm）×1.5＝10.5（Fr）］になります。10.5 Fr 以下で存在する製品のサイズで最も近い 10 Fr の吸引カテーテルを使用すればよいということです。内径 8.5 mm の気管チューブの場合は［8.5（mm）×1.5＝12.75（Fr）］になり、12.75 Fr 以下のサイズに最も近い 12 Fr の吸引カテーテルを使用すればよいです（fig.4-3 の吸引カテーテルの製品サイズを参照）。

❺ 吸引圧の設定

　吸引圧は 20 kPa（150 mmHg）に設定します。これによって気道粘膜の損傷や低酸素血症のリスクが減少します。

　吸引圧は文献によって数字が多少異なりますが、「気管吸引ガイドライン 2013」[1] では 20 kPa（150 mmHg）以下を推奨しているので、基本的にはこの数値に設定するとよいと思います。

　もちろん、分泌物の量や性状に合わせて調整する必要があります。吸引圧を上げたとしても 26 kPa（200 mmHg）まで、血小板 5 万/μL 以下など出血傾向の場合はできれば 13 kPa（100 mmHg）くらいまで下げられると安全性は高いと思います。

ちょっと深掘り

　気管吸引の吸引圧は、文献によっては 26 kPa（200 mmHg）以下としているものもあり、10〜26 kPa（80〜200 mmHg）の範囲で議論されています。ただし今のところ、統一した基準となる根拠は示されていません。

吸引圧を設定するときは、吸引カテーテルを完全に閉塞させた状態で行います。このことを守っていれば、吸引カテーテルを気管に挿入する際に吸引圧（陰圧）をかけずに入れても問題ありません。

吸引圧の設定については、Fukabori B
のp.79で詳しく解説しています。

❻吸引前の酸素化

　吸引前に「人工呼吸器の100％酸素換気モード」などで酸素投与をしておきます。気管吸引では痰だけでなく、気管内の酸素も吸引するため、**低酸素血症**を生じやすくなります。そのため、一時的に高い濃度の酸素を流すのです。

　酸素化の方法は、主に3つあります。

- 人工呼吸器管理中であれば「人工呼吸器の100％酸素換気モード」のボタンを押す。
- 酸素マスクなどで酸素療法中の患者さんの場合は、酸素流量を増やす。
- ジャクソンリースかバッグバルブマスクを使用し、酸素流量10〜15L/分で「用手換気」を行う。

　ただし、「用手換気」はデメリットも大きいので、酸素化のために行うことは基本的にはしません。手動で肺に圧をかけるので、肺に入る空気が多くなりすぎると肺を傷つけてしまうおそれがあります。また、肺に過剰に空気が入ることで胸の中がパンパンになって大静脈を圧迫してしまい、心臓に戻ってくる血液が減ることにより血圧低下を起こすおそれもあります。逆に、圧をしっかりかけることができずに換気量が不足すると、肺胞が虚脱（肺胞がしぼむ）してしまい無気肺になる場合もあります。

吸引前の酸素化は、状態の安定した患者さんには必須ではありません。「安定した状態」とは、普段持続的に酸素投与が必要ではなく、十分な自発呼吸がある状態を指します。ということは、人工呼吸器を装着している患者さんはほとんど必須と思ってよいでしょう。

　「人工呼吸器の100％酸素換気モード」は、基本的に気管吸引前に行います。

「100％酸素換気モード」は人工呼吸器の機種によって、ボタンの名称が「O₂サクション」「100％酸素」「キャリブレーション」などと違うので注意してくださいね。

開放式気管吸引の手順とポイント

　開放式気管吸引の手順とポイントは以下のとおりです。

> ❶ 患者さんの吸気時のタイミングに合わせて吸引カテーテルを挿入する
> ❷ 1回の吸引にかける（陰圧にする）時間は10秒以内
> ❸ 吸引カテーテルの挿入開始から抜去までの時間は15秒以内
> ❹ 吸引カテーテル挿入の長さは気管チューブ＋2〜3 cm
> ❺ 痰が多い場所では吸引カテーテルの引き抜きを少し止めて待ってもよい

❶患者さんの吸気時のタイミングに合わせて吸引カテーテルを挿入する

　患者さんに自発呼吸がある場合は、吸気時のタイミングに合わせて挿入します。自発呼吸がなく、人工呼吸器に依存して換気している場合はこの限りではありません。

❷ 1回の吸引にかける（陰圧にする）時間は10秒以内

❸ 吸引カテーテルの挿入開始から抜去までの時間は15秒以内

　当然ですが、低酸素血症のリスクを下げるために、吸引にかける時間や吸引カテーテルの挿入から抜去までの時間は短ければ短いほどよいです。

❹ 吸引カテーテル挿入の長さは気管チューブ＋2〜3cm

　気管吸引では気管から気管分岐部より上部にある痰しか吸引できません。無理にその先まで吸引しようとすると、気管分岐部を突いてしまい出血する可能性があります。そのため、吸引カテーテル挿入の長さは、カテーテル先端が気管分岐部に当たらない位置までとなり、目安は気管チューブ＋2〜3cmです［fig.4-4］。

　気管分岐部より奥に痰がある場合は、気管支鏡による吸引が必要です。

　吸引カテーテルの挿入の長さを見極めるコツは3つあります。

⒜ 目盛り付きの吸引カテーテルを使用する

　これが最も安全です。気管チューブと吸引カテーテルの目盛りが一致したところ［fig.4-5］で、気管チューブと吸引カテーテルの先端が同じ長さになるので、そこから＋2〜3cm奥まで進めるとちょうどよい位置になります。

　でも、目盛り付きの吸引カテーテルがない病院も多いと思うので、そういうときは次の方法を行います。

⒝ 気管チューブの外に残る吸引カテーテルの長さを計算する

　ちょっと大変ですが、以下の方法で計算します［fig.4-6］。

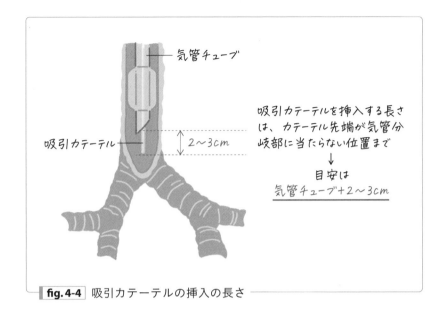

気管チューブ

吸引カテーテル

2〜3cm

吸引カテーテルを挿入する長さ
は、カテーテル先端が気管分
岐部に当たらない位置まで

↓

目安は
気管チューブ＋2〜3cm

fig.4-4 吸引カテーテルの挿入の長さ

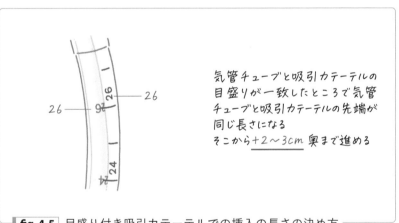

26

26

26

気管チューブと吸引カテーテルの
目盛りが一致したところで気管
チューブと吸引カテーテルの先端が
同じ長さになる
そこから＋2〜3cm 奥まで進める

fig.4-5 目盛り付き吸引カテーテルでの挿入の長さの決め方

計算は大変ですが、がんばって!!

①気管チューブの全長：
　　30（いちばん上の目盛り）＋5（い
　　ちばん上の目盛りからコネクタの部分
　　までの長さ）＝35cm
②吸引カテーテルの全長：50cm
③吸引カテーテルの全長から気管チューブの
　全長＋2cmを引いた値

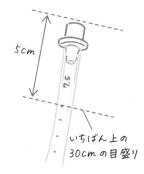

5cm

いちばん上の
30cmの目盛り

①［気管チューブの全長］が35cm
②［吸引カテーテルの全長］が50cmの場合、
③［気管チューブの先端から吸引カテーテルの先端が2cm出る長さ］まで
　挿入時の、気管チューブの外に残る吸引カテーテルの長さは以下の計算で
　求められる

$$50cm-(35cm+2cm)=13cm$$

吸引カテーテルの吸引ホースの接続側から 13cm の位置まで気管チューブ
に吸引カテーテルを入れると、ちょうどよい位置になる

fig.4-6 吸引カテーテルの挿入の長さの計算方法

①気管チューブの全長を確認する。一般的には30cm強なので、い
　ちばん上の30cmの目盛りからコネクタの部分までの長さを測
　る。
②吸引カテーテルの全長を確認する。長さは箱に書いてある場合も
　あるが、測ってもよい。
③吸引カテーテルの全長から気管チューブの全長＋2cmを引いた
　値を計算する。気管チューブの全長＋2cmが、気管チューブの
　先端から吸引カテーテルの先端が2cm出る長さの位置なので、
　吸引カテーテルの全長から気管チューブの全長＋2cmを引いた
　値が、吸引カテーテルを気管チューブ＋2cmの深さまで挿入し
　たときの気管チューブの外に残る吸引カテーテルの長さになる。

この目安の位置を手で持っておくとわかりやすいです。実際は吸引カテーテルを袋から出したりする手技もあるので、目安程度にはなってしまうと思いますが、奥まで入りすぎるという事故防止にはなるでしょう。

(c) 気管分岐部に吸引カテーテルが当たってしまった場合

吸引カテーテルを挿入して、コツンと当たる感触がする部位は気管分岐部です。それ以上無理に進めると出血する可能性があるので、吸引カテーテルを1cm程度引き戻してから吸引圧（陰圧）をかけ始め、吸引していきましょう。

❺痰が多い場所では吸引カテーテルの引き抜きを少し止めて待ってもよい

痰が多い場所、特に気管分岐部周囲はゆっくり吸引しながら吸引カテーテルを引き、それより手前の痰が少ない場所では吸引カテーテルを素早く引くと、しっかりと痰を吸引することができ、かつ吸引時間を短くすることができます。

吸引カテーテルの操作

指先を使って吸引カテーテルを回したり、カテーテルを上下にピストン運動させたりすることで吸引量が増える、というエビデンスはありません。ただし、指先を使って吸引カテーテルを回すことによって感覚的に吸引効果が上がると判断した場合は、カテーテルを回してもよいとされています。回すことによる危険性は少ないですが、上下へのピストン運動は気管壁を損傷するおそれがあるので避けたほうがよいでしょう。

痰の吸引効果についてはエビデンスに乏しいですが、回転させることで圧の集中を防ぎ、粘膜損傷を予防することが期待できるとい

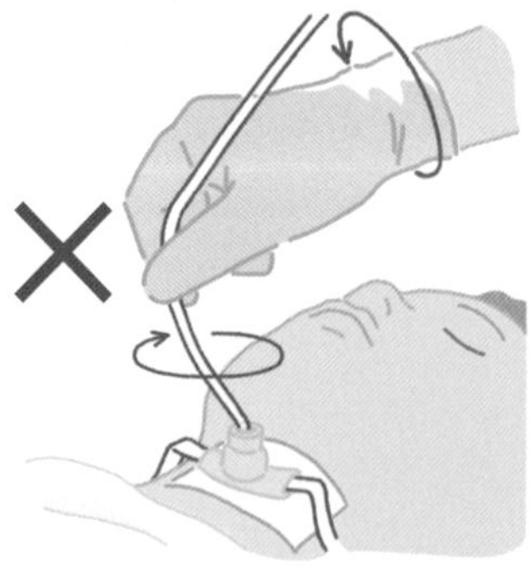

吸引カテーテルを持って大きく回しても、カテーテルの先端が上下に揺れるだけで、十分に回らない

fig.4-7 吸引カテーテルの回転

われています。行うのであれば、指先をこすり合わせるように回転させましょう。吸引カテーテルを持って大きく回す方法では、カテーテルの先端が上下に揺れるだけで、十分に回りません [**fig.4-7**]。

閉鎖式気管吸引

閉鎖式気管吸引は、人工呼吸器回路に吸引カテーテルを組み込み、人工呼吸器による補助換気を行いながら吸引する方法です。閉鎖式吸引カテーテル [**fig.4-8**] を回路内に取りつけます。

準備・手順・ポイントなどはほとんど開放式気管吸引と同じですので、違う部分だけ説明します。

準備

閉鎖式気管吸引の準備の手順は以下のとおりです。すべて開放式気管吸引と同じです。❶❹❻だけ少し追加で説明します。

❶ 感染防御

❷ 気管吸引前の口腔・鼻腔・カフ上部吸引

❸ カフ圧の調整

❹ 吸引カテーテルのサイズ選択

❺ 吸引圧の設定

❻ 吸引前の酸素化

❶感染防御

感染防御のため、ゴーグル・マスク・ビニールエプロン・未滅菌の清潔な手袋を装着します。

閉鎖式吸引カテーテルは、手がカテーテルに直接接触しないように、カテーテルがスリーブに包まれている（**fig.4-8**を参照）ので、滅菌手袋は不要です。**未滅菌の手袋を着けましょう。**

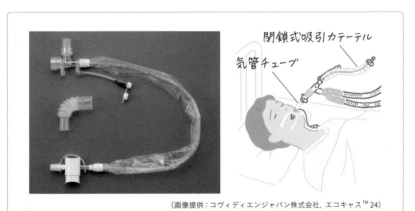

（画像提供：コヴィディエンジャパン株式会社，エコキャス™24）

fig.4-8 閉鎖式吸引カテーテル

❹吸引カテーテルのサイズ選択

　吸引カテーテルのサイズの選び方は開放式と同様で、主に10〜12Frを使用します。閉鎖式では吸引のたびに毎回交換はしません。一度サイズを決めてしまえば、吸引カテーテルの交換は24〜72時間不要です。商品によって使用期間が違うので、職場で使用している吸引カテーテルの規格に合わせて交換してください。

❺吸引前の酸素化

　吸引前に「人工呼吸器の100％酸素換気モード」などで酸素投与をしておきます。開放式気管吸引のところで説明した酸素化の方法3つ（p.60参照）のうち、閉鎖式の場合には特に「用手換気」は行わないほうがよいでしょう。

　理由は、閉鎖式吸引カテーテルを人工呼吸器回路から一度外さないとジャクソンリースなどのバッグが接続できないからです。開放式気管吸引で説明した過剰換気による肺傷害や血圧低下だけではなく、人工呼吸器管理で設定されているPEEPが解除されてしまう可能性があります。

> PEEPとは、呼気終了時に肺胞が完全に虚脱（しぼむ）しないように、肺胞内に一定の陽圧をかける補助機能のことです。

　PEEPが解除されることで、肺胞が虚脱する（しぼむ）おそれがあります。肺胞が虚脱すると空気が入らなくなったり、虚脱した肺胞に陽圧をかけてまた膨らませると肺胞同士で摩擦が生じ、肺損傷を引き起こす可能性があったりなど、デメリットが大きいです。

　開放式気管吸引では吸引する際にPEEPは解除されますが、閉鎖式気管吸引ではPEEPは解除されません。ジャクソンリースなどのバッグを接続する工程を行うことで、せっかくの閉鎖式の利点であ

る「大気に開放せず人工呼吸器による補助換気を行いながら吸引ができる」という利点を損ねてしまうので、極力「人工呼吸器の100％酸素換気モード」を使用して酸素化を行ってください。

閉鎖式気管吸引の手順とポイント

閉鎖式気管吸引の手順とポイントは以下のとおりです。

❶ 患者さんの吸気時のタイミングに合わせて吸引カテーテルを挿入する

❷ 1回の吸引にかける（陰圧にする）時間は10秒以内

❸ 吸引カテーテルの挿入開始から抜去までの時間は15秒以内

❹ 吸引カテーテル挿入の長さは気管チューブ＋2〜3cm

❺ 痰が多い場所では吸引カテーテルの引き抜きを少し止めて待ってもよい

❻ 気管チューブとL字型コネクタの接続部が外れないように押さえる

❼ 吸引カテーテルはまっすぐ引き抜く

❽ 吸引後は、吸引カテーテルの先端の位置確認マーカーがスリーブ内の適正位置にくるまで引き抜く

❶〜❺までは開放式気管吸引と同じなので、❹について少し追加で説明し、❻〜❽についてはしっかり解説していきます。

❹吸引カテーテル挿入の長さは気管チューブ＋2〜3cm

閉鎖式吸引カテーテルには基本的に目盛りがついています。気管チューブと吸引カテーテルの目盛りが一致したところで、気管

チューブと吸引カテーテルの先端が同じ長さになります。そこから
＋2〜3 cm 奥まで進めると、ちょうど気管分岐部の手前になります。

❻気管チューブとL字型コネクタの接続部が外れないように押さえる

　気管チューブとL字型コネクタの接続部（気管チューブと閉鎖式
吸引カテーテルの接続部）は結構外れやすいので注意が必要です
[**fig.4-9**]。接続部が外れると、先ほど説明したPEEPが解除されて、
肺が虚脱するおそれがあります。

❼吸引カテーテルはまっすぐ引き抜く

　閉鎖式吸引カテーテルの操作では、上下へのピストン運動だけで
なく吸引カテーテルを回転させることも行ってはいけません。回転
させることでスリーブの破損につながることがあります。

❽吸引後は、吸引カテーテルの先端の位置確認マーカーがスリーブ内の適正位置にくるまで引き抜く

　吸引後は、吸引カテーテルの先端の位置確認マーカーがスリーブ
内の適正位置にくるまで引き抜きます[**fig.4-10**]。引き足りていな

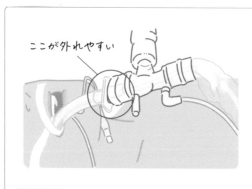

ここが外れやすい

気管チューブとL字型
コネクタの接続部は外れ
やすいので注意が必要

fig.4-9 気管チューブとL字型コネクタの接続部の保持

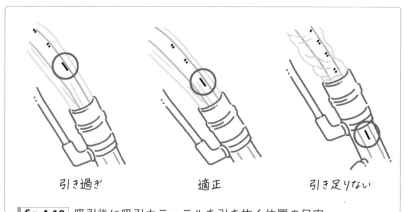

引き過ぎ　　　　　　適正　　　　　　引き足りない

fig.4-10 吸引後に吸引カテーテルを引き抜く位置の目安

いことが結構多いので、注意が必要です。引き足りていないと、気
道抵抗が高くなる（空気が通りにくくなる）原因になります。また、
その状態で洗浄水を流すと、洗浄水が気管内に垂れ込んでしまいま
す。

　しかし逆に引き過ぎると、スリーブ内に人工呼吸器からの空気が
流れてしまい、適切な換気が行えず低換気になる可能性があります。
引き過ぎるとスリーブ内に空気が流れてきて、スリーブがパンパン
に膨らむので、気づきやすいと思います。

気管切開孔からの吸引

　気管切開孔のある患者さんへの吸引も気管挿管の患者さんの場合
と同じで、開放式と閉鎖式があります。手順や注意点は基本的には
気管（挿管）チューブと同じですが、1つだけ違うことがあります。
それは吸引カテーテルの挿入の長さです。

　気管切開チューブの場合は、吸引カテーテルの挿入の長さはだい
ぶ短くなります。気管切開孔からの吸引では、**気管切開孔から気管**

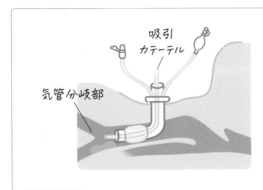

吸引カテーテル

気管分岐部

気管切開孔から気管分岐部までの長さの目安で約12〜15cmの深さまで吸引カテーテルを挿入する

fig.4-11 気管切開孔からの吸引

分岐部までの長さの目安で約12〜15cmの深さまで吸引カテーテルを挿入し、吸引を行います[fig.4-11]。

　ちなみに、閉鎖式吸引カテーテルを使う場合は、気管切開患者さん専用の物品があるので、気管挿管患者さん用のものと間違えないように注意してください。

開放式と閉鎖式、どちらを選択する？

　気管吸引の方法は開放式と閉鎖式の2つあるのはわかったけれど、「では、どちらのほうがいいの？」と迷いますよね。

　ズバリ、**閉鎖式気管吸引のほうがよい**です。けれども、痰が取れない場合には開放式を併用する場合もあります。繰り返しになりますが、閉鎖式は人工呼吸器による補助換気を行いながら吸引ができるので、低酸素血症や肺胞虚脱のリスクが低くなります。また、回路が閉鎖されたままなので分泌物の飛散など感染問題の観点からも利点があります。

　閉鎖式と開放式を比べても、吸引される痰の量の差はありません。

……「あれ？ さっき痰が取れない場合は開放式を併用する場合があるって習ったよね」と思った人、鋭いです。開放式の併用は、痰を取るために開放式気管吸引をしたいのではなくて、ジャクソンリースやバッグバルブマスクを使用してバッグ加圧を行うことで痰の移動を促す目的で行います。このバッグ加圧によって空気を送ることを**「用手換気」**とか**「バギング」**といいます。

　バッグによる加圧後、急に手を離すと呼気流量が速くなり、痰が移動しやすいといわれており、バギングを行うことで痰が移動して吸引できる場合があります。バギングをするためには人工呼吸器回路を外さないといけないので、バギング直後に開放式気管吸引で即座に吸引を行い、痰を取るのです。

　ただし、前述のようにバギングにはリスクが伴うことを忘れないようにしましょう。過剰換気による肺傷害や血圧低下、何より人工呼吸器回路を外すことによる PEEP の解除に伴う肺胞虚脱という大きなデメリットがあります。

　僕の個人的な意見ですが、最低限の PEEP である 5 cmH$_2$O より高い PEEP で管理している場合には、バギングを行う際は医師に確認・同席してもらったほうがよいと思います。また、バッグ加圧と吸引を同時に 1 人で行うことは困難なので、バギングをしたい場合は 2 人以上で行ってください。

　ここまでをまとめると、**基本的には閉鎖式気管吸引のほうがよいが、痰が取れない場合は開放式を併用する場合もある**、ということになります。

経管栄養中に気管吸引をする場合

　最後に、経管栄養を行っている患者さんへの気管吸引について説明します。気管吸引を行う必要がある患者さんで、経管栄養を行っ

ている状態の人は多くいます。「経管栄養中に気管吸引したいときはどうすればいいの？」という疑問が出てくると思います。

　経管栄養を行っている患者さんは吸引刺激によって嘔吐反射が起こるおそれがあるので、できれば栄養剤注入前に吸引するのが望ましいでしょう。でも実際は、どうしても栄養剤注入途中に吸引しなければならないときもありますよね。その際は、栄養剤の注入を止めて気管吸引を行います。できれば、あらかじめ側臥位をとってもらい、嘔吐した場合でも安全な対応ができるようにしておきます。これで、誤嚥のリスクが多少下げられるはずです。

引用文献
1）日本呼吸療法医学会気管吸引ガイドライン改訂ワーキンググループ：気管吸引ガイドライン2013（成人で人工気道を有する患者のための），人工呼吸，30（1）：75-91, 2013

☑ 気管吸引の手順は以下のとおり。

- 気管吸引前に口腔・鼻腔・カフ上部吸引を実施する

- カフ圧：30 cmH₂O 程度

- 吸引カテーテルのサイズ：主に 10～12 Fr

- 吸引圧：20 kPa (150 mmHg)

- 吸引前に酸素化を実施する

- 1回の吸引時間(陰圧)：10 秒以内

- 吸引カテーテルの挿入～抜去までの時間：15 秒以内

- 吸引カテーテル挿入の長さ：気管チューブ +2～3 cm　※気管切開孔からの吸引の場合は約 12～15 cm

☑ 基本的には閉鎖式気管吸引が望ましい。

☑ 経管栄養中の気管吸引は栄養剤の注入を止めてから行う。

Fukabori

B

吸引カテーテル挿入時、吸引圧は止めて入れる? かけながら入れる?

動画はこちら▶

吸引カテーテルを挿入するとき、吸引圧を止めて入れるか、かけながら入れるか、正しいのはどちらかわかりますか？　僕は転職経歴があるのですが、最初の病院では「吸引カテーテルを挿入するときには吸引圧を止めて入れて」と言われ、次の病院では「吸引圧をかけたまま入れて」と教わりました。

　こんなふうに、吸引圧を止めて入れるか、かけながら入れるかは考え方によって違ったりしますし、実は文献によっても書いてあることが分かれていたりします。なぜ意見が分かれているのだろうか——そう思って、しっかり理由を調べたら納得しました。皆さんも根拠からしっかり理解して、より安全な吸引方法を学んでいきましょう。

気管吸引の場合

　日本呼吸療法医学会の「気管吸引ガイドライン2013」[1]では「開放式であっても、閉鎖式であっても、挿入中は吸引の陰圧（吸引圧）を止めておく」とされています。しかしこれは文献でも意見が分かれていて、注意が必要です。まず、「挿入中は吸引の陰圧（吸引圧）を止めておく」ことのメリットとデメリットを考えてみましょう。

吸引圧を止めて挿入するメリット

　吸引カテーテル挿入時に吸引圧を止めておく（陰圧をかけない）メリットは、❶空気の吸引量が減る、❷気道粘膜に圧がかかる時間が減る、があげられます。

❶空気の吸引量が減る

　吸引をした際に引けるのは痰だけではありません。空気も一緒に引かれてしまうのです。空気がたくさん引かれれば、**低酸素血症**や

肺胞虚脱などのリスクがあります。吸引圧を止めると、空気の吸引量が減るというメリットがあります。

❷気道粘膜に圧がかかる時間が減る

吸引圧をかけて気管に挿入すると、その分、気道粘膜に圧がかかる時間が増えます。逆に、吸引圧をかけなければ、気道粘膜に圧がかかる時間は減ります。

吸引圧を止めて挿入するデメリット

吸引カテーテル挿入時に吸引圧を止めるデメリットは、❶吸引圧が過剰になってしまうことがある、❷吸引カテーテルを不潔にしてしまうことがある、があげられます。

❶吸引圧が過剰になってしまうことがある

気管吸引の吸引圧は 20 kPa（150 mmHg）以下が推奨されていますが、この設定をするときは「吸引カテーテルを完全に閉塞させた状態で行う」ということになります。

吸引カテーテルを閉塞させない状態で吸引圧を 20 kPa に設定したとします。その後に吸引カテーテルを閉塞させると、その後も陰圧がかかり続け、吸引圧は MAX 圧（50 kPa 以上）に上がってしまいます［fig.B-1］。その状態で気管まで挿入して、吸引カテーテルの閉塞を解除すると、瞬間的に高い圧が気管壁にかかることになり、気道粘膜を損傷するおそれがあります。これがいちばん危険なポイントなので、覚えておいてください。

［対策］

対策は、しっかり「吸引カテーテルを閉塞させてから吸引圧を設定する」ことです。吸引圧を設定するときにあらかじめ吸引カテー

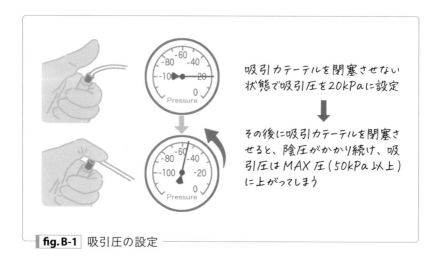

テルを閉塞させた状態で吸引圧を設定すれば、20 kPa 以上に上昇することがなく、安全に吸引することができます。また、吸引カテーテルを閉塞させて吸引圧を設定した場合、閉塞を解除したときは10 kPa 程度の低い圧になりますが、分泌物や気管壁に接触したときは、再び設定した 20 kPa になります。

　もう1つは、**ゲージレス吸引器** [**fig.B-2b**] を用いる方法です。これを使っている施設は多いのではないでしょうか。設定吸引圧が数字で書かれていて、設定した圧力以上に吸引圧が上昇しないように制御されているため、圧設定時に吸引カテーテルを閉塞させる必要はありません。つまり、吸引カテーテルを閉塞させても、閉塞させなくても同じということですね。

　以上2つの方法のどちらかを行うことで、高い圧がかかりすぎるのを予防することができます。

❷吸引カテーテルを不潔にしてしまうことがある

　ゲージレスでない吸引器の場合は、吸引カテーテルを不潔にして

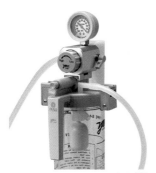
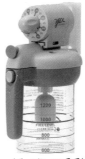

a　ゲージレスでない吸引器　　　　b　ゲージレス吸引器

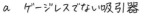

（画像提供：株式会社小池メディカル．a：壁掛け式吸引器 ヨックス S-401,
b：壁掛け式吸引器 ヨックス GL S-511）

fig. B-2 ゲージレスでない吸引器とゲージレス吸引器

しまうことが考えられます。わざわざ吸引カテーテルを閉塞させて、その状態で吸引圧を確認してから気管吸引を行うということは、吸引カテーテルを持った状態での操作が多く、どうしても吸引カテーテルを汚染してしまいやすいです。また、吸引圧確認時には吸引カテーテルから目線が外れてしまうため、その間に吸引カテーテルの先端がどこかに触れてしまい、汚染する可能性もあります。

吸引時に引かれる空気量

　前述のように、吸引時には空気も一緒に引かれてしまうのですが、具体的に空気はどのくらいの量が引かれるのでしょうか？　吸引時に引かれる空気量を調べた研究[2]があるので紹介します。

　table B-1 は気管チューブと吸引カテーテルの間にすき間があり、吸引圧によって外気が気管チューブ内に入ってくる「開放状態」と、気管チューブと吸引カテーテルの間のすき間をなくした「密封状態」で、人工肺を用いて 10 秒間吸引したときに引かれる空気量を比較

吸引圧 (Torr)	10Fr		12Fr	
	開放状態 (mL)	密封状態 (mL)	開放状態 (mL)	密封状態 (mL)
50	微量	500	20	860
100	10	1230	50	1910
150	30	1720	80	2650
200	40	2010	110	3150
250	50	2420	130	3600

人工肺を用いて10秒間吸引したときに引かれる空気量の測定結果
開放状態：気管チューブと吸引カテーテルの間にすき間があり、吸引圧によって外気
が気管チューブ内に入ってくる状態
密封状態：気管チューブと吸引カテーテルの間のすき間をなくした状態

(小泉恵、門脇睦美：研究の動向と問題点, ナーシング・トゥデイ, 13(10)：31, 1998 より改変)

した研究の結果です。気管吸引の推奨吸引圧上限の 150 mmHg
（150 Torr）を見てください。密封状態では気道内の空気が大量に引
かれますが、開放状態では外気も吸引されるので気道内の空気は
トータルで数十 mL 程度しか引かれません。一般的な成人では 1 回
の呼吸で空気を取り込む量は約 500 mL 程度なので、数十 mL は少
ないと考えてよいでしょう。このことから、気管チューブと吸引カ
テーテルの間にすき間がある「開放状態」であれば、空気を大量に
吸引してしまう可能性は極めて低いです。

　吸引カテーテルの正しいサイズの選び方を覚えていますか？　そ
う、患者さんに挿入されている**気管チューブの内径の 1/2 以下の外
径の吸引カテーテルを使用する**、でしたね。吸引カテーテルのサイ
ズ選択が正しければ、気管チューブと吸引カテーテルの間にはすき
間ができ、「開放状態」となるのです。よって、**吸引カテーテルの**

サイズ選択が正しければ、空気を大量に吸引してしまう可能性は低いと考えられます。

吸引カテーテルのサイズ選択については、
Lesson 4のp.56を参照してください。

＊　＊　＊

　ここまで説明したことを fig.B-3 にまとめました。これらのことを考えると、吸引圧を止めて入れるか、かけながら入れるか、意見が分かれるのも納得なのではないでしょうか。
　ちなみに、「気管吸引ガイドライン 2013」[1] では、「吸引圧の設定は接続チューブを完全に閉塞させた状態で行う」とされています。これならば、ゲージレス吸引器でもゲージレスでない吸引器の場合でも、いちばんの問題であるデメリット❶が回避できるので、ガイドライン上は適切になります。

メリット

①空気の吸引量が減る
　→正しい吸引カテーテルのサイズ選択ができていれば、空気を引いてしまうことは大きな問題ではない
②気道粘膜に圧がかかる時間が減る

デメリット

①吸引圧が過剰になってしまうことがある
　→吸引カテーテルを閉塞させてから吸引圧を設定するか、ゲージレス吸引器の使用で対策は可能
②吸引カテーテルを不潔にしてしまうことがある

fig.B-3 吸引圧を止めて挿入するメリットとデメリット

ここからはガイドラインからは外れて、僕の考えをお伝えします。理想だけで考えると、ゲージレス吸引器の場合は、吸引カテーテルを閉塞させて吸引圧を設定する必要がないので、デメリット❶❷ともに起こりにくいため、「吸引圧は止めて挿入」で問題ないと思います。

　ゲージレスでない吸引器の場合も、吸引カテーテルを閉塞させてから吸引圧を設定するということが守れて、操作中に吸引カテーテルを汚染させないで操作することが確実にできれば、「吸引圧は止めて挿入」することが理想的だと思います。

　しかし、看護師の全員が「吸引カテーテルを完全に閉塞させて吸引圧を設定する」ということを守らなければいけないし、焦っているときなどは吸引カテーテルを汚染させてしまうリスクも高かったりするので、現実的には難しいのではないか……とも思うのです。よって、ゲージレスでない吸引器を使用している場合は、デメリット❶のリスクが高く、デメリット❷も起きやすいと、メリットよりもデメリットのほうが大きいと考えられるため、「吸引圧はかけたまま挿入」でもよいと考えます。

　双方のメリットとデメリットを理解している人であれば、正直どちらの方法でもよいのではないかと思うところもあります。ただし、吸引圧を止めて挿入する場合は、デメリット❶の**「吸引圧が過剰になってしまう」ということだけは避けるように注意が必要です。**

////// 口腔・鼻腔吸引の場合 //////

　口腔・鼻腔吸引で気をつけるポイントは、吸引圧をかけたまま吸引カテーテルを挿入すると、周囲の粘膜に貼りついて、咽頭部の吸引したい痰にたどり着くのに少しだけ時間を要し挿入しづらくなるし、粘膜を損傷してしまうことがある、ということです。なので、

吸引圧を止めて挿入するほうがよいでしょう。

　気管吸引の場合は、気管（挿管）チューブや気管切開チューブが挿入されている患者さんに行うことがほとんどだと思います。吸引カテーテルは気管チューブ内では曲がりますが、気管チューブの先では真っ直ぐ進むので複雑な動きはしません。しかし、口腔・鼻腔吸引では、吸引目安である咽頭まで吸引カテーテルを入れる段階で吸引カテーテルが粘膜にぶつかりながら曲がって入っていくなど、粘膜に当たる場合もよくあります。よって、粘膜に吸いつくことを予防するために、吸引圧はかけないほうがよいと思います。特に鼻腔吸引では、鼻腔粘膜は薄くて損傷しやすいため、注意が必要です。ただし、口腔吸引で咽頭まで吸引せず、口腔内だけを吸引する場合は、吸引圧をかけたままでも問題ないでしょう。

　口腔・鼻腔吸引の場合も気管吸引と同様に、「吸引圧が過剰になってしまうことがある」ということに注意が必要です。ゲージレスでない吸引器の場合は注意してください。

085

引用文献
1）日本呼吸療法医学会気管吸引ガイドライン改訂ワーキンググループ：気管吸引ガイドライン2013（成人で人工気道を有する患者のための）, 人工呼吸, 30（1）：75-91, 2013
2）小泉恵, 門脇睦美：研究の動向と問題点, ナーシング・トゥデイ, 13（10）：28-32, 1998

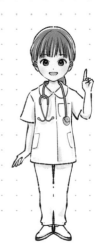

Lesson

5

吸引実施の順番

動画はこちら▶

「口腔・鼻腔に使用した吸引カテーテルは不潔で、気管吸引に使用しないから、気管吸引から先に行うんでしょ」と思って、気管（挿管）チューブや気管切開チューブが入っている患者さんの吸引を日々行っている人はいませんか？ 実はこの行為が患者さんの合併症を増やす原因になっているかもしれません。

　ここでは根拠を踏まえた吸引の正しい順番を解説します。口腔・鼻腔・気管吸引だけでなく、カフ上部吸引や口腔ケア時の吸引についても併せて説明していきます。

吸引実施の順番

（以下は気管チューブにカフ上部吸引ポートがついている場合の説明です。）
　吸引は以下の順番で行います。

---

❶ 口腔・鼻腔吸引＋カフ上部吸引
❷ 気管吸引
❸ 口腔・鼻腔吸引＋カフ上部吸引

　気管吸引の前に口腔・鼻腔・カフ上部の吸引をするのは、気道分泌物の垂れ込みによる肺炎を予防するためです。

　気道の解剖生理を思い出してください。気道は鼻腔・咽頭・喉頭までの上気道と、気管・気管支・肺までの下気道の2つに大きく分かれていましたね [fig.5-1]。口腔や鼻腔から喉頭までの上気道といわれる場所には常在菌が多数存在しています。対して、気管より末梢の下気道は無菌状態です。

　つまり、上気道の分泌物が下気道に流れ込まないように、カフよ

り上を先に吸引をしておくということが大切なのです。咽頭部やカフ上部に貯留した液体には常在菌だけでなく病原菌も含まれている可能性があるので、肺炎の原因となる可能性が高いです。

　気管吸引をすると吸引の刺激で咳嗽が起こることがあります。さらに頭部や頸部が動くこともあります。そうすると、気管チューブのカフ上部に貯留した気道分泌物が気管内に垂れ込んでくるのです。
　それを防ぐために、口腔・鼻腔・カフ上部を吸引してから気管吸引を行います。同様の理由で、垂れ込みを減らすため、気管吸引前にカフ圧が適正かどうかを確認しておくと、なおよいです。

カフ圧についてはFukabori C
を参照してください。

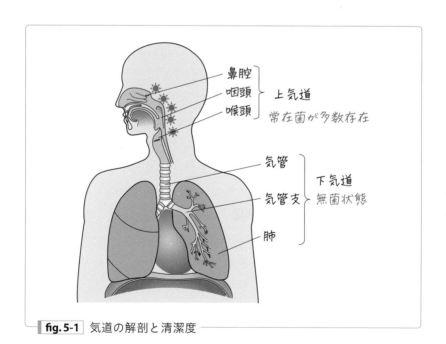

fig.5-1 気道の解剖と清潔度

当然ですが、**口腔・鼻腔で使った吸引カテーテルは不潔なので気管に使用しないでください**。気管で使用した吸引カテーテルならば、口腔・鼻腔で使用することは可能です。結果的に吸引カテーテルを2本使うことになってしまいますが。

　気管吸引が終わったら、再度、口腔・鼻腔・カフ上部の吸引で垂れ込み予防をして、吸引終了というのが望ましい順番です。

体位調整前の吸引

　上気道から下気道への気道分泌物の垂れ込みは、気管吸引のときだけではなく体位変換などでも起こります。

　実際に、「体位調整前の口腔・咽頭吸引の実施は、VAP（人工呼吸器関連肺炎）発症率を低下させる」といわれています。体位変換で身体を動かすときにも頭部や頸部が動きますし、垂れ込み対策で事前に口腔・鼻腔・カフ上部の吸引を行うほうがよいです。VAPについては後ほど詳しく説明するので、ここではひとまず、「垂れ込みによる誤嚥」くらいにとらえておいてください。

　患者さんを体位変換するときって毎回むせ込んでいるわけではないですよね。実はむせ込まない垂れ込み（誤嚥）もあるのです。

　通常は誤嚥するとむせると考えますが、誤嚥してもむせなかったり、呼吸苦が起こらないなど、気づかないうちに誤嚥していることがあります。これを**不顕性誤嚥**（silent aspiration；サイレントアスピレーション）といいます。

　カフと気管壁のすき間から気道分泌物が少しずつ垂れ込んでくると、不顕性誤嚥を引き起こすといわれています。むせ込んでいなくてもカフ上部に気道分泌物を貯留させないことが大切です。

口腔ケアをする際の吸引の順番

口腔ケアをする際の吸引の順番は以下のようになります。

---

❶ 口腔・鼻腔吸引＋カフ上部吸引（→必要であれば気管吸引）
❷ 体位の調整
❸ カフ圧の調整
❹ 口腔ケア
❺ カフ上部吸引
❻ カフ圧の調整

気管チューブが入っている人の口腔ケアは気を使いますよね。口腔ケアは気道分泌物や洗浄液が気管に垂れ込む可能性が高いです。でも、感染対策や口腔の廃用を予防するために、口腔ケアは必須の項目です。少しでも垂れ込みを抑えてケアをするようにしていきましょう。

事前吸引やカフ圧の調整をすることについての根拠は、気管吸引のところで説明した理由と同じで、気道分泌物の垂れ込み予防です。

❷体位の調整と、❸（口腔ケア前の）カフ圧の調整について、少し詳しく解説します。

❷体位の調整

口腔ケアをする際はどういう体位にすればよいのでしょうか？イメージは「食事介助の誤嚥予防」という感じです。

具体的には、頭の下に枕かバスタオルなどを置いて、頭部をやや前屈させ、側臥位で顔を横に向けます。ベッドは 10～15 度くらい

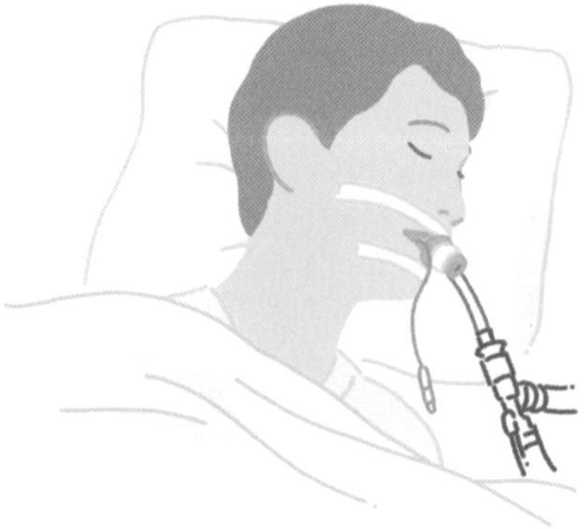

頭の下に枕かバスタオルなどを置いて頭部をやや前屈させ、側臥位で顔を横に向ける

ベッドは 10〜15 度くらい挙上させる

fig.5-2 口腔ケア時の体位調整

挙上させます[fig.5-2]。ある程度上がっていればよく、30度以上になると気管と食道の位置関係が誤嚥しやすい状態になるので注意が必要です。

　麻痺がある場合は、健側を下にして、姿勢が傾かないようにクッションなどでポジショニングをします。

　呼吸・循環動態が不安定で動かせない場合は、仰臥位の状態で顔を横に向けて行います。

❸（口腔ケア前の）カフ圧の調整

　カフ圧の適正値は 20〜30 cmH2O ですが、**口腔ケアの前に圧を 30 cmH2O 程度に調整します。**

　実は「カフ圧をもっと高くする」という説もあるのですが、30 cmH2O 程度でよいと思います。理由は、カフ上部に貯留した分泌物や洗浄液は、カフを膨らませた際にできるヒダを伝って下気道へ垂れ込むため、カフ圧を上げても垂れ込みを完全に塞ぐことはできないからです。

また、カフ上部吸引ポートがついていない気管チューブでは一時的にカフ圧を上げてカフ上部に洗浄液を溜めても吸引除去する手段がないから、また、カフ上部吸引ポートがついているチューブでも適正圧への戻し忘れや脆弱な気管壁への侵襲などのリスクがあるから、といった理由で、カフ圧は適正範囲内の上限圧でよいと思われます。

口腔ケアを実施した後は、カフ上部に溜まった洗浄液を回収して、カフ圧を再調整します。

VAP（人工呼吸器関連肺炎）予防

ここまで、気管吸引や口腔ケアの垂れ込み・感染予防について説明してきました。これらは総じて**VAP（人工呼吸器関連肺炎）予防**の一環の話です。

VAPとは、人工呼吸器を装着してから48時間以上経て新たに発生する肺炎で、人工呼吸器を装着していない患者さんと比べると肺炎を発症するリスクは6〜12倍高いとされています。

主な原因は、上気道の細菌や逆流した胃内容物の誤嚥、および汚染した回路や回路開放に伴う細菌の吸入です。**カフ上部に貯留した分泌物の垂れ込みは、VAPの主要因**といわれています。そのため、正しい吸引の順序を遵守して、VAPを予防することが大切です。

VAP予防に関しては、日本集中治療医学会が2010年に「人工呼吸関連肺炎予防バンドル2010改訂版」[1]を出しており、そこで予防法として以下の5項目をあげています。

❶ 手指衛生を確実に実施する
❷ 人工呼吸器回路を頻回に交換しない

❸ 適切な鎮静・鎮痛をはかる。特に過鎮静を避ける

❹ 人工呼吸器からの離脱ができるかどうか、毎日評価する

❺ 人工呼吸中の患者を仰臥位で管理しない

　これらの項目のうち、❶手指衛生を確実に実施する、と❺人工呼吸中の患者を仰臥位で管理しない、に関しては、看護師が介入しやすいと思います。

　でも、「仰臥位で管理しない」と言われても、「じゃあ、どの体位にすればいいの？」って迷いますよね。答えは、**ヘッドアップ30度以上**です。仰臥位で管理すると胃内容物が口腔・咽頭に逆流し、それらを誤嚥することでVAPの発症率が増加すると考えられます。なので、ヘッドアップ30度以上にすることでVAP発生率を低下させることができるといわれています。

　VAP予防に関しては、看護師がかかわれることがかなり多いと思います。というか、看護師の知識次第でVAP予防もできる一方、VAPを発症させてしまうことだってあるのです。できる限り予防できるようにがんばりましょう。

引用文献
1）日本集中治療医学会ICU機能評価委員会：人工呼吸関連肺炎予防バンドル2010改訂版, 2010

☑ 吸引は、気道分泌物の垂れ込みを予防する
ため、①口腔・鼻腔吸引＋カフ上部吸引、
②気管吸引、③口腔・鼻腔吸引＋カフ上部
吸引、の順番で実施する。

☑ 口腔ケアをする際は、気道分泌物や洗浄液
が気管に垂れ込むのを防ぐため、①口腔・鼻
腔吸引＋カフ上部吸引（→必要であれば気
管吸引）、②体位の調整、③カフ圧の調整、
④口腔ケア、⑤カフ上部吸引、⑥カフ圧の
調整、の順番で実施する。

☑ VAP予防のため、人工呼吸中の患者はでき
るだけ、ヘッドアップ30度以上で管理する。

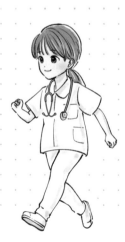

Fukabori

C

カフの管理

動画はこちら▶

「カフ圧が高いとどうなるの? 低いとどうなるの?」こんなこと を聞かれたことがある人は結構いるのではないでしょうか。「カフ 圧は耳たぶくらいの硬さだよ」とか、「たまにカフの空気を抜いて ね」という言葉を耳にしたこともあると思いますが、それは本当に あっているのでしょうか? カフ圧の測定タイミングがわからな かったり、カフ圧を適正にしているのに声が漏れて困った、カフ上 部の痰が引けない、そもそもカフ圧の測定方法はなんとなくやって いる、ということはありませんか?

カフ圧を適当にしていると、壊死（えし）や誤嚥・換気量の低下などの合 併症につながることもあります。というか、そもそもエアリークが 直らないときなどは普通に焦りますよね。ここでは、意外とトラブ ルになりやすいカフについて徹底解説します。結構マニアックな内 容ですが、「困った!」というときにきっと役に立つと思います。

カフの役割と適正

カフの役割は「気管壁とチューブの間のリーク防止」です。リー クというのは"漏れ"のことで、液体が漏れたり空気などの気体が 漏れることをいいます。リークがあると、気道分泌物や逆流してき た消化液によって **VAP（人工呼吸器関連肺炎）** を発症するリスクが 高くなります。また、人工呼吸中の空気のリーク（エアリーク）が 換気量の低下を引き起こしてしまいます。

VAP（人工呼吸器関連肺炎）については、 Lesson 5のp.93を参照してください。

カフ圧の適正値は 20～30 cmH₂O で、この範囲内で管理する必要 があります。カフ圧が 20 cmH₂O 以下になると、気道分泌物や消化 液の垂れ込みによる誤嚥の危険性が高まります。

逆にカフ圧が高すぎると気管壁を圧迫し、気道粘膜の血流が途絶えて気管壁が壊死してしまうことがあります。よって、カフ圧が気管動脈圧を超え、高圧による壊死が起きないように、カフ圧は30 cmH₂O 以下に調整する必要があるのです [table C-1]。

ちなみに、カフ圧をいくら高くしても、分泌物の下気道への垂れ込みを完全に防ぐことはできません。カフ上部に貯留した分泌物は、カフを膨らませた際にできるヒダを伝って、下気道へ垂れ込んでしまうからです [fig.C-1]。

以前は、カフが気管壁を圧迫することで生じる血流障害・壊死を防ぐために、定期的にカフ圧を抜いていた施設もあったと思いますが、**カフの定期的な脱気は行わないほうがよいです**。カフ圧計を用いて気管壁の動脈圧より低い圧で管理すれば血流が途絶えないことが判明したため、定期的な脱気は不要とされています。むしろ、脱気することで肺がつぶれないように設定している PEEP が解除されてしまったり、エアリークによる換気量の低下・分泌物の垂れ込みなど、悪影響のほうが大きいです。

table C-1 気道粘膜の血流の正常圧

	正常圧*	高圧による障害
気管動脈圧	25〜30 Torr (34〜40.8 cmH₂O)	壊死
気管静脈圧	15〜20 Torr (20.4〜27.2 cmH₂O)	うっ血
リンパ管圧	15 Torr (20.4 cmH₂O)	浮腫

＊ 1 Torr = 1.36 cmH₂O

(Seegobin, R.D., van Hasselt, G.L.: Endotracheal cuff pressure and tracheal mucosal blood flow: endoscopic study of effects of four large volume cuffs, Br Med J, 288: 965-968, 1984 ほかを参考に作成／露木菜緒: 適切なカフ圧は, いくつ?. 道又元裕 編, 新 人工呼吸ケアのすべてがわかる本, p.180, 照林社, 2014)

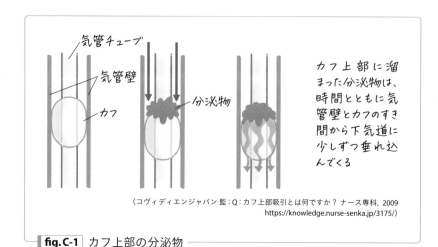

（コヴィディエンジャパン 監：Q：カフ上部吸引とは何ですか？ ナース専科, 2009
https://knowledge.nurse-senka.jp/3175/）

fig.C-1 カフ上部の分泌物

カフ圧の調整

カフ圧調整のタイミング

　カフは時間経過とともに自然脱気していくため、および体位変換や気管吸引刺激などでも圧が変動するため、定期的なカフ圧調整をしていく必要があります。

　では、カフ圧はいつ調整するのがよいのでしょうか。新品の気管チューブを用いた研究[1]では、8時間程度で5cmH2Oの圧が低下したという報告があるので、最低でも8時間以内に調整したほうがよいでしょう。

　ただし、気管チューブの劣化状況や患者さんの状態によって、カフの自然脱気時間は変わるといわれています。換気量が下がっている、声が出ているなどの状況が見られたら、8時間経っていなくてもカフ圧の低下を疑ってみてください。

　これ以外にも、口腔ケアなど垂れ込みが起こりやすいケアの前に、

カフ圧調整を行ったほうがよいといわれています。気管吸引前など にもカフ圧調整ができればなおよいですね。

　以上をまとめると、カフ圧調整のタイミングは「**8 時間前後を基本にして、口腔ケアなど垂れ込みが起こりやすいケアの前に調整する**」がよいと思います。8 時間ということは 1 日 3 回なので、最低でも勤務開始時にチェックを忘れなければ、**勤務開始時＋ケアの前に行う**ということでだいたい大丈夫ではないでしょうか。

カフ圧計脱着時のカフ圧低下に注意!

　カフ圧を調整する際に、知っておいてほしいことがあります。それは、**カフ圧計の脱着時にはカフ圧が低下する**、ということです。カフ圧計装着時には 6.6±3.7 cmH$_2$O、外すときには 2.0±1.4 cmH$_2$O の圧が低下するとの研究結果[2)]があります。例えば、カフ圧が 20 cmH$_2$O の状態でカフ圧計を装着したら 20 cmH$_2$O を下回ってしまい、分泌物の垂れ込みのリスクが上がるのでよくないですよね。

　カフ圧計装着時のほうが外すときに比べて圧の低下が明らかに大きいですが、これには理由があります。カフ内圧は 20〜30 cmH$_2$O ありますが、カフ圧計は大気圧なので 0 cmH$_2$O です。カフにカフ圧計を接続すると、圧が平衡になろうとしてカフ内の空気がカフ圧計側に移動するため、カフ内圧が下がるのです [**fig.C-2**]。

　それを防止するためには、あらかじめカフ圧計の内圧をカフ圧と同程度に上げておく必要があります。カフ圧計を外す際も多少空気が漏れるため**カフ圧が低下する**ことを見越して、**カフ圧を調整する際はカフ圧の上限である 30 cmH$_2$O 程度にしておく**と、カフ圧計を外した後のカフ内圧は 27〜28 cmH$_2$O 程度になります。

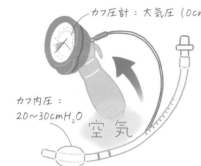

カフ圧計：大気圧（0cmH$_2$O）

カフ内圧：20〜30cmH$_2$O
カフ圧計：0cmH$_2$O

カフにカフ圧計を接続すると、圧が平衡になろうとしてカフ内の空気がカフ圧計側に移動するためカフ内圧が下がる

カフ内圧：20〜30cmH$_2$O

空気

fig.C-2 カフ圧計とカフ内での空気の移動

カフ圧の調整方法
❶三方活栓を使用したカフ圧を下げない方法

　カフ圧の調整には、カフ圧計、三方活栓、延長チューブ、シリンジ（5〜10mL）を使用します。手順は以下のとおりです[**fig.C-3**]。

---

1. カフ圧計→三方活栓→延長チューブの順で接続して、シリンジに空気を入れ、三方活栓の側管に接続する

2. 三方活栓の患者側をOFFにしたままシリンジで空気を注入して、カフ圧計の内圧を30cmH$_2$O程度まで上げる

3. パイロットバルーン（パイロットバルブ）にカフ圧計を接続する（延長チューブの空いている側に）

4. 三方活栓を全方向に開き、シリンジで空気を注入して、カフ圧が30cmH$_2$O程度になるように調整する

5. 調整を終えたら、三方活栓の患者側をOFFにして、カフ圧計をパイロットバルーンから外す

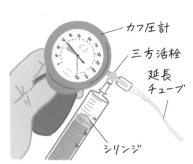
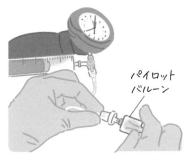

カフ圧計

三方活栓

延長
チューブ

シリンジ

パイロット
バルーン

①カフ圧計→三方活栓→延長チューブ
の順で接続して、シリンジに空気を入れ、
三方活栓の側管に接続する

②パイロットバルーンにカフ圧計を接続する
（延長チューブの空いている側に）

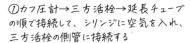

fig.C-3 カフ圧の調整方法

❷カフ圧計を直接接続する方法

　カフ圧計を直接接続して、カフ圧計のゴム球を握って空気を注入した後、排気用のボタンを押してカフ圧を調整する方法もあります［**fig.C-4**］が、微調整が難しいのが難点です。

　医療機器メーカーは付属の延長チューブの使用を推奨しています。他メーカーの延長チューブや三方活栓はカフ圧調整用につくられていないので、破損や接続不良などが懸念されるためです。

　商品によっては圧の微調整ができたり付属の延長チューブにクランプが付いていて、カフ圧計の内圧を上げてから接続できるものもあります。カフ圧が自動調整できる自動カフ圧計［**fig.C-5**］もあるので、それらを活用できると悩まされることが少なそうです。

　「で、いろいろあるのはわかったけど、実際のところ、どうするのがベストなの？」という声が聞こえてきそうですね。そこで参考までに僕の案をお伝えします。

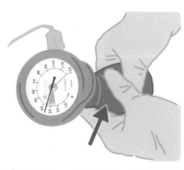 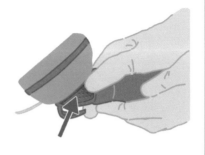

①カフ圧計のゴム球を握って空気を注入する　②注入後、排気用のボタンを押す

fig. C-4 カフ圧計を直接接続して調整する方法

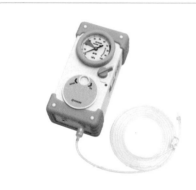

ジョグポンプでカフ圧設定と同時に本体内部に空気を溜め、電源なしでカフ内圧を維持調整する

（画像提供：トクソー技研株式会社, カフキーパー）

fig. C-5 自動カフ圧計

　まず、カフの内圧を上げてから接続できる商品があれば、それを使うのがよいと思います。

　問題はそういう商品がない場合です。カフ圧が下がって困ることは、肺がつぶれないように設定している PEEP が解除されてしまったり、エアリークによる換気量の低下・分泌物の垂れ込みによる誤

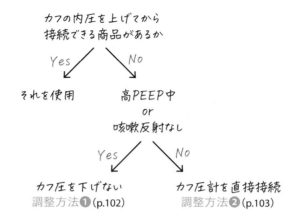

高いPEEPで管理中の患者や咳嗽がなくて気道分泌物の排出が
困難な患者

- ▶ 三方活栓を使い、カフ圧を下げない調整方法を選択する[調整方法❶]

PEEPが一時的に解除されても酸素化に問題がない、または分泌物が垂れ込んでも咳嗽で喀出できる患者

- ▶ カフ圧計を直接接続する[調整方法❷]

fig.C-6 カフ圧の調整方法の選択

嗽でしたよね。なので、**fig.C-6** のように選択するとよいと思います。

カフのトラブル対応

　カフがしっかり気管壁を覆っていてエアリーク（空気漏れ）がない状態ならば、口・鼻側から空気が漏れることはありません。喉頭にある声帯を通る空気がないので、声が出ることはないのです。声

「カフ圧は"耳たぶ程度"の硬さで」という話を聞いたことはないですか？ パイロットバルーン（パイロットバルブ）といわれるところの硬さのことです。「手の感覚で調整したカフ圧を実際に測定してみたところ、12～83 cmH₂O とばらつきがあり、半数以上が 30 cmH₂O 以上の高圧を示した」との報告があります[3]。カフ圧の適正値は 20～30 cmH₂O ですが、この最大値と最小値の差である 10 cmH₂O は、空気の量にすると 0.5 mL 程度で、かなり少量です。手の感覚で調整するのは無理なのでやめましょう。

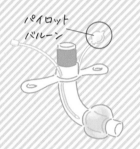

パイロットバルーン

が漏れている、または空気が漏れていびきのような音が聞こえるときは、カフ圧の異常を疑いましょう。

エアリークが起きている原因は、以下の 4 つが考えられます。

❶ 気管チューブが抜去されている（または浅くなっている）
❷ カフが損傷している
❸ カフの空気が少なくなっている
❹ カフの形が合っていない

❶気管チューブが抜去されている（または浅くなっている）

気管チューブの位置を肉眼や X 線などで確認して調整します。

完全に抜けていたら再挿管が必要です。

❷カフが損傷している

❸カフの空気が少なくなっている

　カフ圧の調整を実施して、エアリークが出ないかを確認します。カフ圧が上昇しない場合はカフが損傷しており、カフが漏れているか気管チューブが抜けていて、咽頭あたりでカフが膨らんでいる可能性があります。カフ圧を上げてもすぐに低下してしまう場合も、カフが損傷している可能性があります。これらの場合は気管チューブの入れ替えが必要です。

❹カフの形が合っていない

　気管の形は個人差があることを知っておきましょう［fig.C-7］。人によって気管の形が違うため、体位や首の向きによってはリークが生じる可能性がありますが、身体や首の向きを調整することで改善する場合もあります。

　しかし、気管の形がカフの形と合っておらず、ちょっと動いただけでリークしてしまうとか、カフ圧を高くしてもリークする場合は注意が必要です。リークするからといって、持続的にカフ圧を高くしてはいけません。U型の気管に丸いカフを当てるとわかるように、局所的に圧が加わると気道粘膜の損傷や肉芽の形成を招くおそれがあります［fig.C-8］。

　気管（挿管）チューブであれば挿入位置を見直す、気管切開チューブであればCTで気管の断面を医師と確認して、気管の形状によっては大容量カフを有する気管切開チューブへの変更を検討する、などをしたほうがよいでしょう。

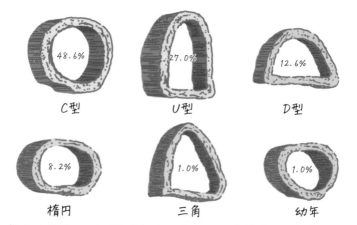

（Mackenzie, C.F.：Compromises in the choice of orotracheal or nasotracheal intubation and tracheostomy, Heart Lung, 12（5）, 458-492, 1983）

fig. C-7 気管の形状

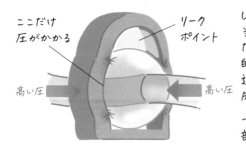

U 型の気管に丸いカフが
当たると、カフと気管がぴっ
たり接触する部位に局所
的に強い圧が加わり、気
道粘膜の損傷や肉芽の形
成を招くおそれがある

一方、カフと気管のすき間
部分はリークポイントとなる

（髙原有貴：ICUナースに必要な気道管理，横山俊樹 監，観察とアセスメントは解剖生理が9割：
ICUナースのための解剖生理，p.17，メディカ出版，2022）

fig. C-8 気管の形状がカフの形と合っていない場合

気管の形って、
人によっていろいろなんですね。

カフ上部吸引をしても分泌物が引けないとき

　最後に、カフ上部吸引をしても気道分泌物が引けないときの対応について説明します。

　カフ上部の吸引を有効に行うためには、**カフ上部にある吸引孔を、最も低い位置にする**必要があります。吸引するための穴（カフ上部吸引孔）[**fig.C-9**] は 1 つしかありません。カフ上部に溜まった分泌物は重力で下に落ちることを考えると、側臥位などでこのカフ上部吸引孔が高い位置にあると吸引しにくくなってしまいます。よって、カフ上部吸引孔付き気管チューブのサクションラインが下になるように体位を調整すると吸引できることがあります。また、体位変換などで気道分泌物がカフ上部の吸引孔に移動すれば、引けることもあります。

　当然ながら、根本的に気道分泌物が少ないときなどは引けないこともありますが、痰の粘稠度が高いときにはカフ上部吸引孔が閉塞しているおそれもあります。カフ上部吸引孔は直径約 5 mm とかなり小さいため、普段から痰などの分泌物が詰まらないように加湿な

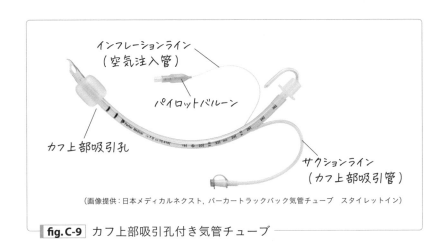

インフレーションライン
（空気注入管）

パイロットバルーン

カフ上部吸引孔

サクションライン
（カフ上部吸引管）

（画像提供：日本メディカルネクスト，パーカートラックバック気管チューブ　スタイレットイン）

fig.C-9 カフ上部吸引孔付き気管チューブ

どで痰の粘稠度を下げ、痰を軟らかくしておきましょう。

加湿については、Lesson 7を
参照してください。

　カフ上部吸引で痰を引くときは、シリンジをサクションラインに
接続してゆっくり低圧で引きます。サクションラインはかなり細い
ため、引くときは強い抵抗があります。引けないからといって無理
に強く吸引すると粘膜損傷などの危険性があるので注意しましょ
う。

引用文献
1）道又元裕 編：新 人工呼吸ケアのすべてがわかる本, p.181, 照林社, 2014
2）道又元裕 編：ICU ケアメソッド クリティカルケア領域の治療と看護, p.273-274, 学研
　　メディカル秀潤社, 2014
3）前掲書 1）, p.179

Lesson
6

吸引以外の排痰法①
咳嗽介助、ハフィング

動画はこちら▶

「咳嗽で痰が出るのはわかるんだけど、咳嗽介助とかハフィングって何？やったことないんだけど……」という人、いますよね。そういう僕も、昔はやっていませんでした。でも、これは知っておかないと損をします。

　「いやいやそんなこと言っても、どうせ手間もすごくかかるんでしょ。私たち毎日忙しいんだから、そんなことやっている暇ないよ」というあなた、ちょっと待ってください。患者さんにやり方を指導すれば、その後は自分で痰を出してくれるようになるとしたらどうですか？自分で痰が出せるなら、毎回患者さんのところに訪室して吸引する必要がなくなりますよね。そうなんです。咳嗽介助とハフィングを使えるようになれば、患者さんは吸引の苦痛から解放されるし、看護師は時間に余裕ができるという Win-Win な状況をつくれるのです。

咳嗽介助・ハフィングの目的

　咳嗽介助と**ハフィング**は呼気の量と速度を増やす目的で行います。排痰に必要な要素はなんだったか、覚えていますか？そう、❶痰の粘性を弱める、❷重力を生かす、❸呼出量と呼出力を高める、の３つです。咳嗽介助やハフィングはこのうちの「❸呼出量と呼出力を高める」に関係します。

排痰に必要な3つの要素については、
Lesson 1を復習してください。

　咳嗽がわかりやすいですが、大きく息を吸って勢いよく吐くと痰が出やすいですよね。要するに、呼気の量が多くて呼気の速度が速いほうが痰を出しやすいということです。これに対して行うのが、咳嗽介助やハフィング、スクイージングです。

実施前の準備（共通）

実施前の準備として、咳嗽介助でもハフィングでも気にしてほしい大切なポイントがあります。それは、**痛いとうまく咳ができない**ということです。

全身麻酔での胸部や腹部の手術後などは無気肺や肺炎などの呼吸器合併症のリスクがありますが、その原因の1つは痛くて咳嗽がしづらいということがあります。**必要時の鎮痛薬の使用と疼痛のコントロールはとても大切です。**

創部が動くと疼痛が増強するので、咳嗽するときは創部を枕などで押さえる、もしくは胸帯や腹帯を使用するなどにより創部を保護しておくと、疼痛が緩和されて咳嗽がしやすくなります。

咳嗽介助

適応

咳嗽介助は、手術後や高齢者などで咳嗽が不十分で、痰が自分で出せない患者さんに行います。

咳嗽介助は**中枢気道**にある痰を出すのに有効です。中枢気道は気管から直径2mm以上の太い気管支までで［**fig.6-1**］、ここに痰があるということは胸の真ん中くらいに痰がきている状態です。

中枢気道より先の細い気管支（肺の奥のほう）は**末梢気道**といいます。末梢気道に痰がある場合は体位ドレナージやスクイージング、ハフィングなどで中枢気道に痰を移動させてから咳嗽介助を行います。

痰が中枢気道にきているかどうかの確認方法は Lesson 3を参照してください。

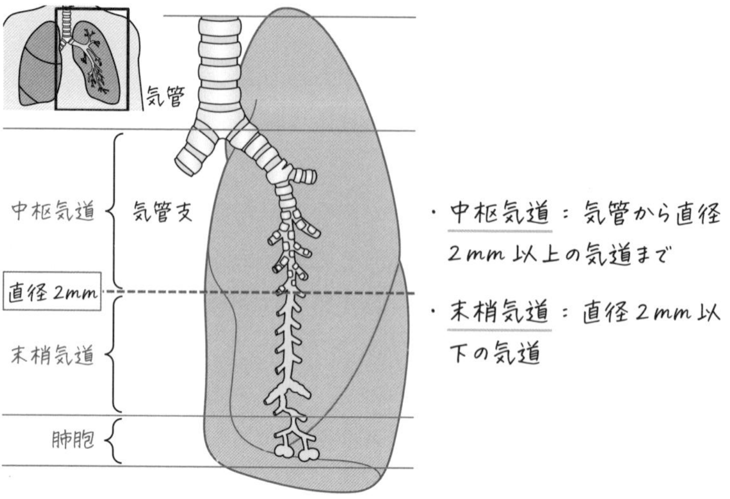

気管
中枢気道
気管支
直径2mm
末梢気道
肺胞
・中枢気道：気管から直径2mm以上の気道まで
・末梢気道：直径2mm以下の気道

fig.6-1 中枢気道と末梢気道

体位

咳嗽介助の際の体位は基本的に**座位で、前かがみの姿勢をとります**。仰臥位や側臥位でも実施できますが、座位のほうが腹圧がかけやすく、咳を出しやすくなります。

実施方法

大きく息を吸い、1〜2秒息を止めて、その後に咳をしてもらいます。患者さんに「大きく息吸ってー、止めて、咳」と声をかけます。咳が弱い場合は、咳のタイミングに合わせて胸を圧迫します［fig.6-2a］。

咳のタイミングで胸部や腹部を圧迫したり、患者さんが自分で行う方法もあります。腕を胸の前で組んでもらい、腕全体で胸からおなかまでを包む感じにして、自分で咳のタイミングに合わせて胸を

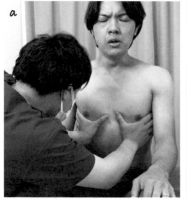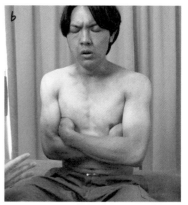

大きく息を吸い、1〜2秒息を止めて、
その後に咳をしてもらう
咳が弱い場合は咳のタイミングに合わ
せて胸を圧迫する

腕を胸の前で組んでもらい、腕全体で
胸からおなかまでを包む感じにして、
自分で咳のタイミングに合わせて胸を
押してもらう

※わかりやすいように服を脱いでいます。

fig.6-2 咳嗽介助

押してもらいます［**fig.6-2b**］。創部がある場合は、枕を抱えると疼痛が緩和され、咳嗽がしやすくなります。

ハフィング

適応

ハフィングは、咳をするのもつらかったり、難しい場合に行います。また、末梢気道に痰がある場合に中枢気道へ移動させることができます。

体位

ハフィング実施の際は、基本的に座位をとります。仰臥位や側臥

位でも実施できますが、座位のほうが腹圧がかけやすく、行いやすいです。

実施方法

ハフィングの実施方法には、「ゆっくりと長いハフィング」と「速く短いハフィング」の2種類があります。

❶ゆっくりと長いハフィング

ゆっくりと長いハフィングは、末梢気道にある痰を中枢気道に移動させる効果があります。

まず患者さんに、座位で前かがみの姿勢をとってもらいます。少し息を吸ったら、1～2秒息を止めて、その後ゆっくりと長く「ハーーーーーーーッ」と最後まで空気を絞り出すように息を吐ききります[fig.6-3]。ハフィングが不十分なときは、咳嗽介助と同様に、息を吐くタイミングに合わせて胸を圧迫します。

> 実際には「ハーーーーーーーッ」と声に出さなくていいですよ。

❷速く短いハフィング

速く短いハフィングは、中枢気道から上気道（口のほう）に痰を移動させる効果があります。

まず患者さんに力が抜けた楽な座位姿勢をとってもらいます。大きく息を吸い、1～2秒息を止めて、その後に速く短く「ハッ、ハッ」と一気に息を吐き出してもらいます[fig.6-4]。

「ゆっくりと長いハフィング」と同様、ハフィングが不十分なときは、息を吐くタイミングに合わせて胸を圧迫します。

ハフィングでうまく喉元まで痰が移動できれば、軽くせき込むくらいで痰を出すことができます。

116

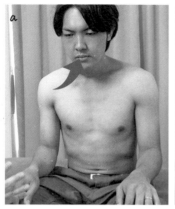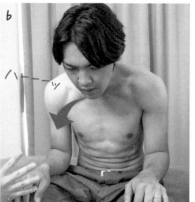

座位で前かがみの姿勢をとってもらい、少し息を吸ったら、1〜2秒息を止めて（a）、その後ゆっくりと長く「ハ――――――ッ」と最後まで空気を絞り出すように息を吐ききる（b）

fig.6-3 ゆっくりと長いハフィング

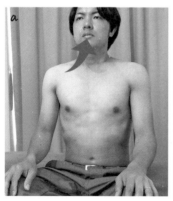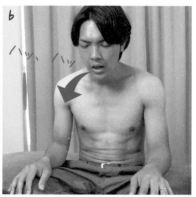

力が抜けた楽な座位姿勢をとってもらい、大きく息を吸い、1〜2秒息を止めて（a）、その後に速く短く「ハッ、ハッ」と一気に息を吐き出してもらう（b）

fig.6-4 速く短いハフィング

ハフィングよりも咳嗽のほうが呼気流量が大きく効果が高いので、「ゆっくりと長いハフィング」の後に「咳嗽介助」を組み合わせると、末梢気道にある痰を中枢気道に移動させてから咳嗽で出すこともできます。

咳嗽介助・ハフィングの実演は、p. 111の
QRコードから動画にアクセスできます。

☑ 「咳嗽介助」と「ハフィング」は、呼気の量と速度を増やす目的で行う。

☑ 咳嗽介助は、大きく息を吸い、1〜2秒息を止めて、その後に咳をする。

☑ ハフィングには「ゆっくりと長いハフィング」と「速く短いハフィング」がある。
  ・ゆっくりと長いハフィング：少し息を吸い、1〜2秒息を止めて、その後ゆっくりと長く「ハーーーーーッ」と空気を絞り出すように息を吐ききる。
  ・速く短いハフィング：大きく息を吸い、1〜2秒息を止めて、その後に速く短く「ハッ、ハッ」と一気に息を吐き出す。

吸引以外の排痰法②
加湿、体液管理

動画はこちら▶

痰が固くてカチカチのとき、どのようにすればよいでしょうか？
「ネブライザー（吸入）を使って痰を軟らかくしよう！」「とりあえず酸素に加湿ボトルを付ければいいんでしょ？」など考えられることはいくつかありますが、加湿はそんなに甘い話ではありません。正しい加湿の方法やアセスメントの力を身につけておきましょう。

痰を軟らかくする方法

痰を軟らかくする方法は 4 つあります。

> *1.* 湿度管理：湿度を 50％に保つ
> *2.* 呼吸療法時の適切な加湿
> *3.* 体液管理：体液管理を行い、脱水を防ぐ
> *4.* 去痰薬の使用

これらの正しいやり方や根拠、実際に看護に生かせる内容について説明していきます。

固い痰の問題点

痰が固くて粘り気が強いと、そこにとどまる力が強くなってしまい、痰が動かなくなります。痰を口側に移動させる働きがある線毛運動も十分に働かなくなります。そのため、吸引しても痰が取れなかったり、痰のある部位を高くして重力で痰を移動させる排痰法、体位ドレナージを行っても痰が移動しない、といったことが問題になります。これにより痰詰まりを起こして、窒息や無気肺になったり、呼吸困難が生じるおそれもあります。

解決策

　では、どうすれば解決できるのでしょうか。痰の90％以上は水分なので、痰の水分量が少なければ痰は固くなり、水分量が多ければ痰は軟らかくなります。つまり、痰の水分量を保ってあげる必要があるのです。そのためにできる方法が、先ほどの痰を軟らかくする方法であげた4つです。

　気道が乾燥していると痰の水分は簡単に奪われてしまうので、気道が乾燥しないように外から加湿をするか、身体の水分量を維持して痰自体の水分量を多くしたり、気道が潤っている状態をつくってあげる必要があるということです。

加湿

湿度管理

　上記の痰を軟らかくする4つの方法のうち、「*1.* 湿度管理」については、**湿度は50％に維持する**のがよいといわれています。これに関しては、病院だとできることはあまりないですね。一般的な医療施設でしたら温度や湿度はある程度一定だと思います。在宅看護の場合は、感染に注意しながら加湿器の導入を検討してもよいでしょう。

酸素加湿が必要な場合

　「*2.* 呼吸療法時の適切な加湿」について説明します。

　なぜ酸素投与をすると乾燥するのでしょうか？ それは、中央配管や酸素ボンベからの酸素は室内気と違い湿度が0％で、乾燥しているからなのです。乾燥した酸素をそのまま投与すると気道内の水分が奪われてしまうので、適度に加湿する必要があります。

　日本呼吸ケア・リハビリテーション学会/日本呼吸器学会の「酸素療法マニュアル」[1]では、「経鼻カニューレでは3L/分まで、ベンチュ

リーマスクでは酸素流量に関係なく酸素濃度40％までは、あえて酸素を加湿する必要はない」とされていますが、**酸素流量3 L/分以下のときでも、患者さんが口渇や違和感などを訴えた場合には加湿が必要です。**

気管挿管・気管切開をしている患者の場合

　気管挿管・気管切開をしている患者さんは、空気が生理的な加湿器である鼻腔を通らないので、**酸素投与をしていなくても加湿が必要です。**

　鼻腔を通った空気は、鼻の粘膜に豊富にある血管によって温められ、湿った粘膜の上を通る間に加湿されます。よって、鼻腔が正常に機能している場合は、ある程度は空気が自然と加温加湿されるのです。しかし、**気管挿管・気管切開をしている患者さんは空気が鼻腔を通らないので、酸素投与をしていなくても加湿が必要になって**きます。

　これらの患者さんへの加温加湿の方法は、❶人工呼吸器装着中の場合、と❷酸素療法中の場合、に分けられます。

❶人工呼吸器装着中の場合

　人工呼吸器装着中の場合の加温加湿の方法には、加温加湿器と人工鼻（じん こうばな）があります。では、この2つは何が違うのでしょうか？

　加温加湿器は、人工呼吸器の回路の吸気側に接続し、滅菌蒸留水を温めて加温加湿された水分を吸わせる、という仕組みになっています。一方、**人工鼻**は、体温で温められた呼気に含まれる熱や水分の一部をフィルターで捉えて、次の吸気で戻すことにより加温加湿されるという仕組みです［**fig.7-1**］。

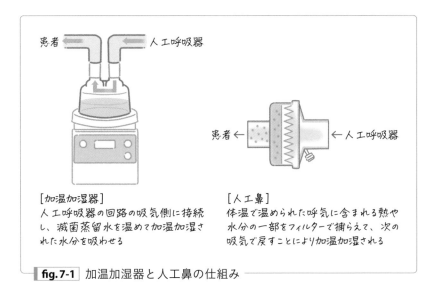

fig.7-1 加温加湿器と人工鼻の仕組み

　仕組みを知るとわかるように、加温加湿性能は人工鼻よりも加温
加湿器のほうが優秀です。加温加湿器には使用禁忌がないのでどの
ような患者さんにも使用できますが、人工鼻はフィルターがあるの
で、痰が多くてフィルターが詰まったり、呼気を再吸収させる特性
上、二酸化炭素が貯留しやすい患者さんなどには避けたほうがよい
場合もあります。人工鼻の禁忌を **fig.7-2** に示します。

　一見、加温加湿器のほうがよいように思えますが、人工鼻では人工
呼吸器回路に結露ができないので細菌汚染のリスクが少なかったり、
細菌フィルター機能をもつものがあったりと、感染予防の観点からは
有利です。また、使用方法が簡単という利点もあります。人工鼻を使
用しているときは、加温加湿が十分できているかを確認し、不十分だ
と感じた場合は加温加湿器へ変更の検討を医師に相談するとよいで
しょう。

　でも実際は、十分に加温加湿がされているかどうかの判断に悩む

・大量の痰や気道出血などがあり、気道分泌物が噴き出して人工鼻まで到達してしまう場合
・肺・気道から大量のガスリークがある場合（カフなし気管チューブや気管支胸膜瘻など）
・体温が32℃以下の低体温の場合
・人工鼻で加湿不十分な場合（分時換気量 10L/分以上など）
・人工鼻の抵抗、死腔が無視できない場合（高二酸化炭素血症など）
・ネブライザー治療中

fig.7-2 人工鼻の禁忌

---

1. 痰が軟らかい
2. 吸引カテーテルがスムーズに入る
3. 気管チューブ内壁に結露・水滴がある

加温加湿器の場合は追加で、

4. 吸気回路末端付近で内面に結露がある
5. 吸気回路終末部（患者側）に配置した温度モニタで適温（35〜39℃）になっている

fig.7-3 適正な加温加湿評価の指標

人も多いのではないでしょうか。適正な加温加湿評価の指標を
fig.7-3 に示します。

　これらを指標にして問題があるようならば、加温加湿は不十分です。加温加湿が不十分、つまり痰が固いときに確認するポイントを
fig.7-4 に示します。

　温度が低いと空気中に存在できる水蒸気量が少なくなり、最終的

1. 低体温はないか
2. 分時換気量は多くないか（10L/分以上）
3. 気管チューブのカフ漏れなど、エアリークはないか
4. 延長チューブはついていないか
5. 室温が低くないか
6. 脱水はないか
※4〜6については加温加湿器の場合にも確認する。

fig.7-4 痰が固いときに確認するポイント

に気管に空気が入った後に気道粘膜から熱と水分を奪うため、痰が固くなってしまいます。室温が低かったり回路が延長されているために、せっかく温められた空気が冷やされてしまうことも好ましくありません。

人間の体温は通常37℃ですが、室温はだいたい24℃くらいですよ。

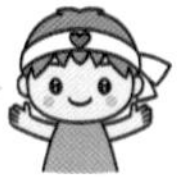

これらのポイントを確認したうえで、それでも人工鼻のときに加温加湿が不十分と感じたならば、加温加湿器への変更を検討してください。

ところで、**人工鼻と加温加湿器の併用は禁忌**です。このことは意外と知られていなくて、事故が起きがちなので注意が必要です。併用すると加温加湿器の水分で人工鼻のフィルターが詰まり、窒息してしまいます。

もう1点、検査のために一時的に人工呼吸器を外した後、再装着時に加温加湿器の電源を入れ忘れていないかにも注意しましょう。

❷酸素療法中の場合

　気管切開をしている患者さんで自発呼吸がある場合は、人工呼吸器を使用せず酸素療法のみのケースもあります。酸素療法中の加温加湿の方法は、酸素の流量によって選択肢が変わります。

酸素流量3 L/分以下のとき
　▶ 自発呼吸用人工鼻［fig.7-5］を装着して、酸素チューブを接続する。酸素投与なしでも、自発呼吸用人工鼻を装着する。

酸素流量4 L/分以上のとき
　▶ 高流量システム［fig.7-6］を用いて加温加湿を行い、トラキマスク［fig.7-7］を使用する。

トラキマスクは、気管切開部を覆い、直接気管に加湿酸素を供給するためのマスクです。

　ちなみに、自発呼吸用人工鼻に関しては人工呼吸器回路に装着するタイプと同様に、フィルターの閉塞による窒息の危険性があります。人工鼻の汚染には注意が必要です。

ネブライザーの加湿効果

　加湿目的のネブライザー（吸入）は、すでに固くなってしまった痰を軟らかくする効果は弱いです。医師からネブライザーの指示、去痰薬（ブロムヘキシン塩酸塩［商品名：ビソルボン］）の吸入指示が出ている場合は、飲水や輸液などで気道が潤っている状態をつ

128

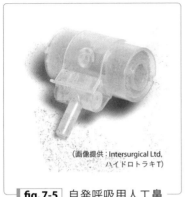

(画像提供：Intersurgical Ltd,
ハイドロトラキT)

fig.7-5 自発呼吸用人工鼻

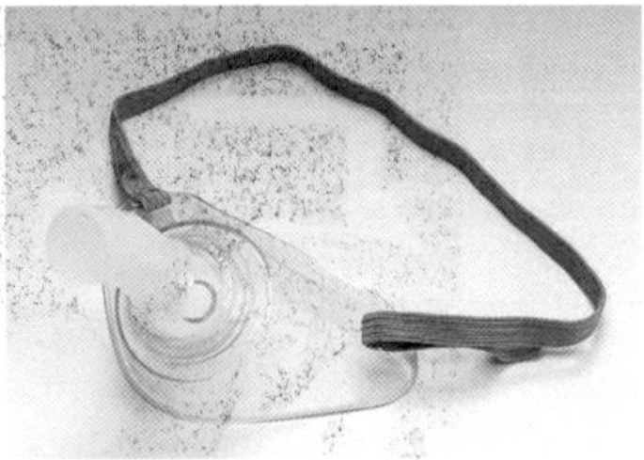

(画像提供：スミスメディカル・
ジャパン株式会社)

fig.7-7 トラキマスク

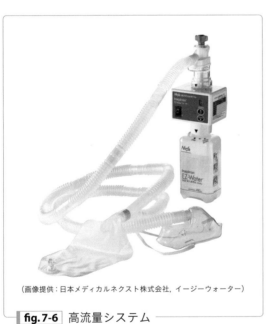

(画像提供：日本メディカルネクスト株式会社, イージーウォーター)

fig.7-6 高流量システム

くってあげる併用対策が効果的です。

　どうしても痰が固かったら、ハイフローネーザルカニューレ
（HFNC；ネーザルハイフロー［NHF］とも呼ばれる）［fig.7-8a］を使

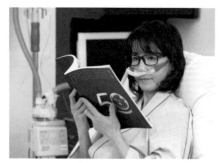
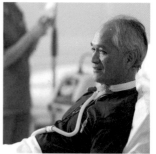

a　ハイフローネーザルカニューレ　　　b　気管切開用カニューレ

(画像提供：フィッシャー＆パイケルヘルスケア株式会社)

fig.7-8 ハイフローネーザルカニューレと気管切開用カニューレ

う選択肢もあります。加温加湿器でしっかり加温加湿した空気を24時間流し続けてくれるので、結構排痰効果があります。気管切開用のカニューレ［**fig.7-8b**］もあります。

体液管理

　排痰における体液管理とは、身体の水分量を維持して、分泌される痰の粘稠度を低く軟らかく保つ、気道の乾燥によって痰の水分が奪われないように気道が潤っている状態をつくってあげることです。つまり、「患者さんを脱水にするんじゃないぞ！」という話です。
　特に高齢者は体内水分量が少なく（成人の60％に対して高齢者は約50％しかない）、渇中枢機能の低下によって口渇感が減少し、水分摂取量も減りやすいです。「高齢者＝脱水リスクが高い」といってもよいくらいですね。

　では、脱水をどう防げばよいのでしょうか。脱水傾向がみられた

130

ら、すぐに気づいて飲水を促すこと、飲水が難しければ輸液を行うことで体内の水分量を維持する必要があります。

　問題は、脱水に気づくためにはどうすればよいのか、ということです。まずは身体所見で気づくことができるように、脱水の症状を知っておくことが重要です。

脱水の身体所見

　脱水の身体所見を **fig.7-9** に示します。

❶口渇感、乾燥、尿量減少、頻脈、血圧低下ほか

　脱水になると血管内の水分が少なくなり、口渇感や皮膚の乾燥が起きます。体内の水分をこれ以上減らさないために尿量が減少するので、1日尿量の推移を確認することも必要です。

1日の平均尿量はどれくらいか知っていますか？
答えは「1,300mL程度」です。

　また、心臓の1回の拍出で血液を送る量が減るので血圧が下がり、代わりに頻脈になって血液を循環させようとします。ほかにも、全身倦怠感、頭痛、嘔気などの症状が出ることもあります。

・口渇感
・口唇・口腔粘膜・腋窩の乾燥
・ツルゴールの低下
・尿量減少
・頻脈
・血圧低下
・全身倦怠感
・頭痛
・嘔気
・毛細血管再充満時間（CRT）
　の延長

fig.7-9 脱水の身体所見

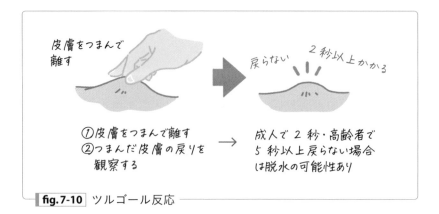

fig.7-10 ツルゴール反応

❷ツルゴールの低下

ツルゴールとは皮膚の張りのことです。皮膚をつまんで離すと、通常はすぐに戻りますが、脱水になると皮膚の張りがなくなって、戻りが遅くなります。つまんだ皮膚の戻りを観察して、成人で2秒、高齢者で5秒以上戻らない場合はツルゴールが低下しています[fig.7-10]。

高齢者はもともと水分が少なく皮膚の張りがあまりないので皮膚が戻るのに成人より時間がかかるのです。

❸毛細血管再充満時間(CRT)の延長

爪を押して循環不全を評価する方法です。指の爪を押すとピンク色の部分と白い部分に分かれ、離すと元に戻ります。これを利用して、爪を押して血流を減らした後に、血流が戻って色調が戻るまでの時間を測ります。

脱水で循環血液量が減ると、脳や心臓など重要な臓器に血液が優先的に送られるため、相対的に皮膚の血流量が減ります。

やり方をfig.7-11に示しました。CRTが2秒以内なら正常です。2秒以上かかる場合は末梢循環不全を疑います。

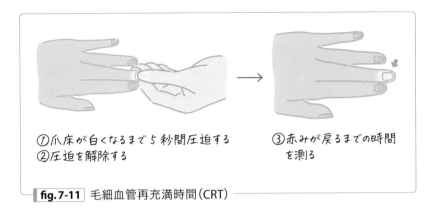

①爪床が白くなるまで5秒間圧迫する
②圧迫を解除する
③赤みが戻るまでの時間を測る

fig.7-11 毛細血管再充満時間（CRT）

　CRTは年齢や外気温に影響を受けることがあるので、2秒は目安くらいで覚えておくとよいと思います。文献によっては、小児・成人男性は2秒、成人女性は3秒、高齢者は4秒を基準値としている場合もあります。他の所見と併せて考えてください。

脱水を疑う検査データ

　ここまで脱水の身体所見をお伝えしてきましたが、実際には軽度の脱水だと結構わかりにくいです。特に高齢者は、口渇感の減少など脱水の特徴的な症状が現れにくく、発見が遅れやすいといわれています。

　そこで、検査データから脱水を把握することも大切になってきます。基本的に脱水になると、尿比重が高値（1.030以上）を示します。また、血液の水分が少なくなり濃縮された状態になるため血液データは高値を示します [table 7-1]。

❶尿比重

　脱水になると尿量が減少して尿が濃くなるので、尿比重を見ましょう。1.030を超える濃縮尿の場合は脱水を疑います。

table 7-1 脱水の検査値の変化

	検査値	低	基準値	高
尿	尿比重		1.010〜1.030	→●
生化学	Na（血清ナトリウム）	●←	138〜145mmol/L	→●
	Cl（血清クロール）	●←	101〜108mmol/L	→●
	K（血清カリウム）	●←	3.6〜4.8mmol/L	
	BUN（血中尿素窒素）		8〜20mg/dL	→●
	Cr（血清クレアチニン）		男性：0.65〜1.07mg/dL 女性：0.46〜0.79mg/dL	→●
	BUN/Cr比		約10	→● 20以上
	ALB（血清アルブミン）		4.1〜5.1g/dL	→●
	TP（血清総タンパク）		6.6〜8.1g/dL	→●
血液	Hb（ヘモグロビン）		男性：14〜18g/dL 女性：12〜16g/dL	→●
	Ht（ヘマトクリット）		男性：40〜50% 女性：35〜45%	→●

（三鬼達人：脱水. 山中克郎ほか 編, 看護アセスメントにつながる検査データの見かた, p.17, 照林社, 2016より改変）

❷電解質

　脱水を疑ったら、必ず電解質をチェックします。ナトリウム（Na）、クロール（Cl）、カリウム（K）ですね。

　特にNaの数値で脱水の種類が分かれます。大量の下痢や嘔吐、副腎皮質機能不全症や利尿薬の過剰投与などでNaが水分よりも多く失われる**低張性脱水**では、**Naなど電解質の数値が低下**します。低張性脱水の場合は、単に水分補給を促してしまうとさらに症状が悪化するため、先に電解質の補正を行う必要があります。必ず電解質チェックは行ってください。

❸血中尿素窒素/血清クレアチニン比（BUN/Cr比）

　脱水の所見で用いられるデータに、**BUN/Cr比**があります。BUN÷Crは通常は約10程度ですが、**脱水になると差がもっと開き、20以上になってしまいます。**

　脱水になると、尿細管で水分の再吸収が促進され、体内に水分をとどめるような働きが生じます。その際にBUNは水分と同じように尿細管で再吸収されるため、血中のBUNが増加します。

　実はBUNは水を引き寄せる力があり、捨てるにはもったいないから再利用されるので、血液データ上でBUNは高値を示すことになります。対してCrは体内が脱水であっても関係なく、尿細管で再吸収されずに尿中に排泄されます。つまり、脱水時にはBUNが増大するのに対してCrはあまり変わらないため、BUNとCrの値にどんどん差がついていくのです［**fig.7-12**］。

　しかしながら、BUNの値は脱水以外にも消化管出血やタンパク質過剰摂取などほかにも上がる原因があるので、BUN/Cr比だけで判断しないようにしましょう。

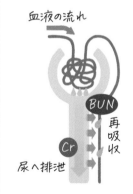

血液の流れ

脱水になると、尿細管で水分の再吸収が促進され、体内に水分をとどめる働きが生じる

・BUN→水分と同様に尿細管で再吸収
・Cr→尿細管で再吸収されず、尿中に排泄
　　　　　　　↓
BUNが増大するのに対してCrはあまり変わらないため、BUNとCrの値にどんどん差がついていく

BUN

再吸収

Cr

尿へ排泄

fig.7-12 脱水時における尿細管での排泄と再吸収

❹血清アルブミン（ALB）

高アルブミン血症は脱水以外では認められないので、注目して見ていきましょう。

❺ヘモグロビン（Hb）、ヘマトクリット（Ht）

ヘモグロビン（Hb）は赤血球に含まれている成分で、ヘマトクリット（Ht）は全血液中に占める赤血球の割合を示します。

脱水を判断するために、なぜ赤血球に関する数値を見るのかというと、血球のほとんどが赤血球だからです。血液を詳しく見てみると、血漿と血球に分かれます。血漿55％、血球45％の割合で、血漿の91％が水です。対して血球は99％以上が赤血球でできています。白血球とか血小板はかなり割合が少ないです［**fig.7-13**］。

脱水になると水分の割合が減るので、相対的に血球の割合が増えます。ということは、主に赤血球の割合が増えるということです。よって**脱水になるとHbとHtの数値が上昇します**。赤血球自体の数が増える多血症の可能性もあります。

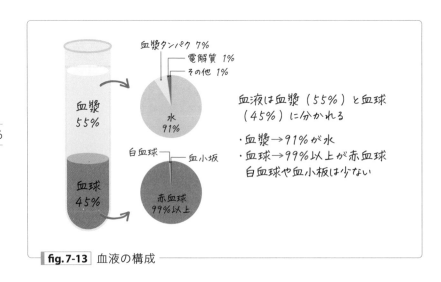

fig.7-13 血液の構成

脱水を疑ったときの対応

　上記で紹介した脱水の症状や検査データを確認して、脱水を疑ったら、飲水を促します。水が飲めない患者さんや Na が低下している低張性脱水の場合は、医師に報告して輸液を検討してもらいましょう。

　さて、ここで「飲水を促すといっても、どのくらい飲ませればいいの？」という疑問が出てくると思います。答えは、「1 日に必要な水分量を計算して求める」です。計算方法は、「厳密に」求める方法と「簡易的な」方法があります。

> 厳密に求める方法は結構難しいです。
> ICUなど厳密に管理が必要な部署以外
> の人は、ここは読み流してもいいですよ。

❶ 1 日の必要水分量を「厳密に」求める方法
　まずは、水分を摂取できる項目と排泄される項目、いわゆる IN/OUT バランス（水分出納）について正しく把握します。

IN（水分摂取量）＝飲水＋食事（の水分量）＋代謝水＋輸液

OUT（水分排泄量）＝尿量＋便（の水分量）＋汗・不感 蒸 泄
　　　　　　　　＋その他の水分喪失

食事の水分量→摂取量や食事の内容によって変わるが、通常の食事では以下の式で計算できる。

食事に含まれる水分量＝食事摂取量（kcal）× 0.4
　＊全量摂取できていれば、だいたい600〜700 mL くらい

代謝水→体内でブドウ糖が代謝されるときに産生される水。以下の式で計算できる。

$$体重(kg) × 5\,mL \quad *だいたい 200〜300\,mL くらい$$

尿量→以下の式で計算できる。

$$1日の尿量＝1\,mL × 体重(kg) × 時間$$

＊1日(24時間)でだいたい 1,000〜1,500 mL

便の水分量→だいたい 100〜200 mL くらい。便の量を測る場合もある。

不感蒸泄→皮膚や呼気に含まれる水分が蒸発する目に見えない水分喪失。以下の式で計算できる。

$$体重(kg) × 15\,mL \quad *だいたい 900\,mL くらい$$

その他の水分喪失→嘔吐や下痢・ドレーンからの排泄分

これらの IN と OUT の数字がほぼイコールになれば望ましいということになります。

上記を元に考えると、以下の計算式になります。

1日の必要水分量(飲水＋食事＋輸液)
　＝1日の予測尿量＋便中水分＋汗・不感蒸泄
　　＋その他の水分喪失－代謝水

例えば体重 50 kg の人の場合は、
・1 日の予測尿量：

$$1\,mL\,(尿量)×50\,kg\,(体重)×24\,(時間)=1,200\,mL$$

- 便中水分：150 mL
- 汗・不感蒸泄：50 kg（体重）×15 mL＝750 mL
- その他の水分喪失：0 mL
- 代謝水：50 kg（体重）× 5 mL＝250 mL　となり、

1 日の必要水分量（飲水＋食事＋輸液）＝
$$1,200＋150＋750＋0－250=\mathbf{1,850\,mL}$$

という計算になります。

　発熱している場合は、**体温が 37℃から 1℃上昇するごとに、汗・不感蒸泄として喪失する水分量が約 150 mL 増加**します。
　上記の 1 日の必要水分量 1,850 mL の状態で熱が 38℃だったら、150 mL をプラスして、

$$1,850＋150=\mathbf{2,000\,mL}$$

となります。この 2,000 mL を飲水＋食事＋輸液で補ってあげてください。

❷ 1 日の必要水分量を「簡易に」求める方法
　続いて、簡易計算式をお伝えします。

---

1 日の必要水分量（mL）＝
年齢別必要量*（mL）× 現在の体重（kg）

＊22～54 歳：35 mL、55～64 歳：30 mL、65 歳以上：25 mL

この方程式では、**年齢によって必要水分量が変わってきます。**加齢とともに体内の水分量が減少するので、より適正な水分量を出すために年齢を考慮しているのです。

　例えば、75歳で体重50kgの人の場合、1日の必要水分量は

$$25\,mL \times 50\,kg = \mathbf{1,250\,mL}$$

となります。

　ただし、この中には食事に含まれる水分量が含まれるので、飲水量を知りたい場合は食事の水分量を引かなければいけません。

　食事に含まれる水分量は「食事摂取量（kcal）×0.4」でしたね。一般的に施設での高齢者の食事は約1,500kcalで提供されているので、計算式に当てはめると「1,500kcal×0.4＝600mL」で、食事に含まれる水分量はおよそ600mLとなります。よって、食事以外で1日に最低限必要な水分量は

$$1,250\,mL - 600\,mL = \mathbf{650\,mL}$$

です。以上の計算から、この患者さんには、1日に最低でも500mLのペットボトル1本半くらいは飲んでもらいたいところです。

　ところで、これはあくまでも普通に食事を全部食べている患者さんの場合です。脱水傾向があり痰が固くなっている人が食事を全部食べられることは少ないですよね。そこで次に、少し状態が悪い人の例を考えてみましょう。

　先ほどの75歳で体重50kgの人が、熱が39℃にまで上がっていて、食欲も落ち、食事が1/3程度しか食べられなかったとします。

　体温が37℃から1℃上昇するごとに、汗・不感蒸泄として喪失する水分量が約150mL増加するので、まず必要水分量が300mLプラスされます。そうすると、1日の必要水分量は

$$1{,}250\,\text{mL} + 300\,\text{mL} = \mathbf{1{,}550\,\text{mL}}$$

になります。

　食事は 1,500 kcal の 1/3 の摂取量なので、1,500 kcal × 0.4 ÷ 3 ＝ 200 mL で、食事に含まれる水分量はおよそ 200 mL です。そうすると、食事以外で 1 日に最低限必要な水分量は

$$1{,}550\,\text{mL} - 200\,\text{mL} = \mathbf{1{,}350\,\text{mL}}$$

です。よって、最低でも 500 mL のペットボトル 3 本近くを飲んでもらう必要があるということです。

　このくらいの飲水を促してみて、無理そうならば医師に輸液の検討をしてもらいましょう。下痢や嘔吐があったらさらに水分摂取量を増やしたり、電解質を補充することも必要です。

　しかし、心不全や腎不全などで飲水量に制限がある患者さんもいると思います。その場合は、去痰薬を使って痰を軟らかくしたり気道を潤す方法もあるので、医師と相談してください。

＊　＊　＊

　本章では痰を軟らかくする説明をしましたが、そもそも痰を固くしないということが大切です。一度水分を失って固くなった痰を軟らかくするのは簡単ではありません。できるだけ痰が固くなる前に痰を軟らかく保てるように、加湿・体液管理は常に意識しておきましょう。

引用文献
1）日本呼吸ケア・リハビリテーション学会/日本呼吸器学会：酸素療法マニュアル, 2017

☑ 固い痰を軟らかくする方法は以下の4つ。

　①湿度を50%に保つ。

　②呼吸療法時は適切な加湿を行う。

　③体液管理を行い、脱水を防ぐ。

　④去痰薬を使用する。

☑ 人工呼吸器装着中の患者の加温加湿の方法には、加温加湿器と人工鼻がある。

☑ 脱水の早期発見には、症状の把握と検査データの確認を行う。脱水傾向であれば飲水を促すか、輸液を行う。

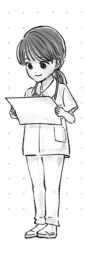

Lesson

8

吸引以外の排痰法③
体位ドレナージ

動画はこちら▶

臨床現場で患者さんに痰の吸引をしたけれども取りきれない、というときには排痰法を駆使する必要があります。その1つ、体位ドレナージは、体位を変えることで効果を得られる排痰法です。本章では体位ドレナージの正しいやり方を解説します。

体位ドレナージの目的

　「体位ドレナージ」の目的は、重力を使って痰を移動させることです。排痰に必要な3つの要素は何度も出てきましたね。❶痰の粘性を弱める、❷重力を生かす、❸呼出量と呼出力を高める、です。
　「❷重力を生かす」は、できるだけ痰のある部位を高くすることによって、痰自体の重力で中枢気道側に痰を移動させることです。痰が右肺の奥にあったとすれば、右肺を上にした体位（左側臥位）をとることで痰が気管に向けて移動します。気管までくれば、咳嗽などで咽頭・口腔へ出しやすくなりますし、吸引も届く位置になります。「体位ドレナージ」では、重力で痰を中枢気道に移動させるため、痰がある場所が中枢気道より上になるような体位をとります。
　❶と❸については Lesson 1 で復習しておいてくださいね。

体位ドレナージの手順

　体位ドレナージは末梢気道（肺の奥のほう）に痰がある場合に、中枢気道（気管や主気管支）に痰をもってくる排痰法です。そのため、体位ドレナージだけで痰を出すのではなく、最終的には咳嗽や気管吸引で痰を出します。

末梢気道、中枢気道については、
p.114のfig.6-1を参照してください。

体位ドレナージで体位を大きく変える場合は嘔吐を誘発するリスクがあるので、できれば食後2時間以上経過してから行うほうがよいでしょう。

体位ドレナージの手順は以下のとおりです。

❶ 聴診や触診、X線やCTで痰がある場所を探す
❷ 気管チューブやルート類が挿入されている場合は、体位変換しても支障のない長さであるかどうかを確認する
❸ 口腔・鼻腔・カフ上部吸引、必要に応じて気管吸引を行う
❹ 痰のある場所が中枢気道より上になるような体位を10〜20分保持する
❺ 痰が中枢気道へ移動したことを確認できたら、咳嗽や気管吸引で除去する

各項目について少し詳しく説明していきます。

❶聴診や触診、X線やCTで痰がある場所を探す

聴診では、副雑音が聞こえる場所や呼吸音が低下している場所を探します。痰があればその部位で副雑音が聴こえますし、空気の通り道が狭くなるため、呼吸音が小さく聴こえることもあります。可能ならば前面も背面も聴診してください。左右差も比較しないとわかりにくいので、左右交互に聴診していきます。

副雑音で最も気道分泌物（痰）を疑う所見は、**低音性連続性副雑音**です。いびき音とかロンカイ（rhonchi）ともいわれます。グーグーとかウーウーと表記されます。

副雑音の種類については、p.46の table 3-2を参照してください。

　触診では、**ラトリング**といって、胸部を手で触れたときに、痰などの分泌物が呼吸により振動として触知できるものがあります。触診でもなんとなくはわかりますが、痰の溜まっている場所を探すならば聴診かX線・CTを使うほうが正確にわかります。

❷気管チューブやルート類が挿入されている場合は、体位変換しても支障のない長さであるかどうかを確認する

　体位変換のときにルート類を引っ張って抜去しないように気をつけましょう。

❸口腔・鼻腔・カフ上部吸引、必要に応じて気管吸引を行う

　事前の吸引は誤嚥予防のために行います。特に気管挿管や気管切開をしている患者さんの場合は、体位変換で身体を動かすときにも頭部や頸部が動くので、カフより上の気道分泌物が気管のほうに垂れ込んでくる可能性があります。

❹痰のある場所が中枢気道より上になるような体位を10〜20分保持する

　体位の目安時間は10〜20分程度です。痰の性状などにより時間を延ばしても大丈夫です。可能であれば2時間程度まで同一体位を実施しても構いません。

　できれば、1日にまとめて行うよりも、1日に2〜6回と複数回に分けて行うほうが効果的です。

❺痰が中枢気道へ移動したことを確認できたら、咳嗽や気管吸引で除去する

中枢気道まで移動したかどうかは聴診や触診で判断します。痰が気管まできていればよいので、胸骨角（ルイ角）付近を聴診し、副雑音や呼吸音の低下を確認します。触診では胸骨角付近でラトリングを感じることができます。

胸骨角の位置はp.45のfig.3-3を参照してください。

痰が気管まできていることを確認できたら、咳嗽や気管吸引で除去します。

体位の選択

体位ドレナージは、重力で痰を中枢気道側に落とすので、痰がある場所が上になるような体位をとります。具体的には排痰体位のような体位があります［**fig.8-1**］。実際は頭を下げる体位、いわゆる頭低位は患者さんにとってつらいことが多く、我慢することで心負荷が増大したり、酸素消費量が増えたり、頭蓋内圧亢進症状などにも注意が必要です。

そのため、そのようなリスクが高い患者さんやチューブ類が多く挿入されていて危険な場合などは「**修正した排痰体位**」［**fig.8-2**］を行います。現在はこの「修正した排痰体位」が用いられることが多いので、こちらを覚えておきましょう。

肺の区域に合わせてとるべき体位が違いますので、肺の区域を**fig.8-3** に示します。

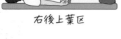
肺尖区（上葉）

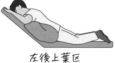
後上葉区

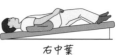
前上葉区

右後上葉区

左後上葉区

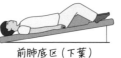
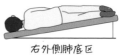
右中葉

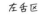
左舌区

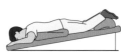
前肺底区（下葉）

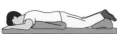
右外側肺底区

左外側肺底区

後肺底区

上・下葉区

fig. 8-1 排痰体位

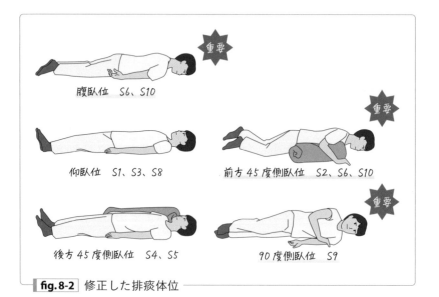

腹臥位　S6、S10

仰臥位　S1、S3、S8

前方45度側臥位　S2、S6、S10

後方45度側臥位　S4、S5

90度側臥位　S9

重要

重要

重要

fig. 8-2 修正した排痰体位

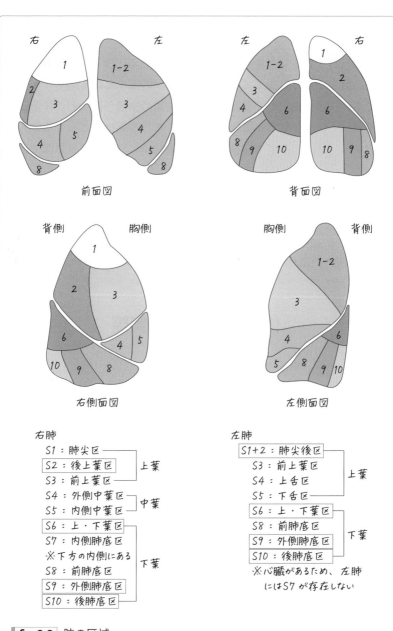

前面図

背面図

右側面図

左側面図

右肺
- S1：肺尖区 ┐
- S2：後上葉区 ┤ 上葉
- S3：前上葉区 ┘
- S4：外側中葉区 ┐ 中葉
- S5：内側中葉区 ┘
- S6：上・下葉区 ┐
- S7：内側肺底区
  ※下方の内側にある
- S8：前肺底区 ├ 下葉
- S9：外側肺底区
- S10：後肺底区 ┘

左肺
- S1+2：肺尖後区 ┐
- S3：前上葉区 │ 上葉
- S4：上舌区 │
- S5：下舌区 ┘
- S6：上・下葉区 ┐
- S8：前肺底区 │ 下葉
- S9：外側肺底区 │
- S10：後肺底区 ┘
- ※心臓があるため、左肺にはS7が存在しない

151

fig. 8-3 肺の区域

日頃行っている体位変換でも、側臥位をとるときには60度以上の角度をつけて実施すると、背面に痰が貯留するのを防ぐことができ、排痰援助として効果的です。通常の褥瘡予防などの体位変換では30度程度だと思いますが、これだと痰はほとんど移動しないといわれています。排痰目的の場合は、結構傾ける意識で行うとよいでしょう。

体位ドレナージの実演は、p.145のQRコードから動画にアクセスできます。

体位ドレナージの実際

90度側臥位[肺の区域：S9]

　ここでは、左向きの体位（90度左側臥位）にする設定で説明していきます。右向きの体位にする場合は左右を反対にして考えてください。

1. ベッドの中央で側臥位にするため、患者さんをベッドの端に寄せます。今回は左側臥位にしたいのでベッドの右端側に寄せます。
2. 患者さんの右手を胸の前に置いて、右膝を立てます。
3. 患者さんの身体を左側へ90度傾けます。
　これで「90度側臥位」（90度左側臥位）の体位になります。
4. クッションを上肢で抱える位置と背中側、両足の間に入れて体位を安定させます。

152

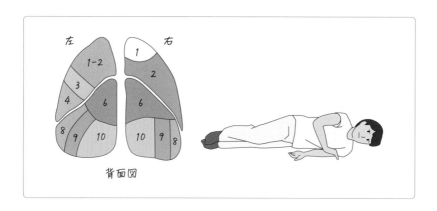

背面図

前方45度側臥位［肺の区域：S2、S6、S10］

　*1～4*は90度側臥位と同じです。90度左側臥位になっており、クッションは外している状態から説明します。

5. 患者さんの上側（右側）の肩と腰を前方（胸腹側）に傾けます。

6. 患者さんの下側（左側）の肩と腰を後ろ（背中側）に引きます。

　これで「前方45度側臥位」（前方45度左側臥位）の体位になります。

7. クッションを上肢で抱える位置と両足の間に入れて体位を安定させます。

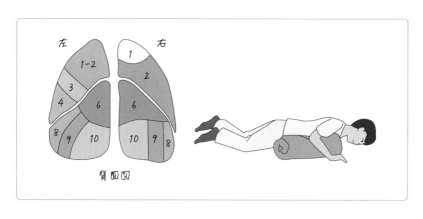

背面図

腹臥位［肺の区域：S6、S10］

1〜7 は前方45度側臥位と同じです。前方45度左側臥位になっており、クッションは外している状態から説明します。

8. 前方45度左側臥位で下になっている上肢（左側）を身体の近くまでもっていきます。

9. 患者さんの身体を腹ばいになるように前方（胸腹側）へさらに傾けます。

10. 身体の下に入ってしまった上肢（左側）を患者さんの背中側（左側）へ引き抜きます。

11. 前方45度左側臥位と腹臥位の中間くらいの体位になっている状態なので、肩や腰の位置を調整して身体が完全に腹ばいになるようにします。両上肢は肘を屈曲して手を顔の左右（枕の横あたり）になるように調整します。

　これで「腹臥位」の体位になります。

12. 顔は横に向け、耳や目が押さえつけられないように枕やクッションをあてます。

13. クッションを胸の下・下腹部・下腿の下に入れて体位を安定させます。

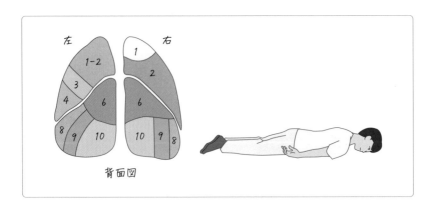

腹臥位療法

　腹臥位療法について少し説明を加えておきましょう。腹臥位は少し特別な体位で、排痰という要素以外にも、酸素化改善のための治療として行われる場合があります。特に重症呼吸不全の急性呼吸窮迫症候群（ARDS）の患者さんの生命予後を改善させることが報告されています。最近では、重症化した新型コロナウイルス感染症にも実践されています。

メリットとデメリット

　腹臥位のメリットとデメリットを fig.8-4 にまとめました。

メリット

・重力により排痰できる
・心臓や肺自身の圧迫が減る（心臓は肺の前面にあるので、仰臥位だと背側の肺は潰れやすい）
・血流豊富な背側の肺胞に空気が多く流れ、酸素化が改善する（酸素は血液に乗って運ばれるので、血流が多いところに空気が多いほうが酸素化はよくなる）

デメリット

・体位変換が難しくマンパワーが必要
・チューブ類抜去の危険性
・循環動態の変動
・皮膚トラブル
・循環動態が不安定な場合、心肺停止に陥ると対応が困難になったり、痰が中枢気道まで上がってくることで一時的に痰詰まりの状態になり、酸素化の悪化や換気量が得られないなどの危険性がある

fig.8-4 腹臥位のメリットとデメリット

腹臥位療法はそのメリットとデメリットをしっかり理解している
スタッフやチームで協力して行わないと危険であり、安易に行うべ
きではありません。行う場合は医師や多職種との連携・マンパワー
の確保が必須です。気管挿管の患者さんを腹臥位にする場合は、複
数の人数が必要です。

　こうしたリスクを考えると、現実問題としてスタッフの人数的に
無理ということも多いと思います。そのような場合の代替案として、
側臥位と腹臥位の中間体位である**前傾側臥位（前方 45 度側臥位）**
が推奨されています。前傾側臥位は腹臥位には劣るものの、酸素化
を改善させるといわれています。マンパワーも少なくてすみ、合併
症も腹臥位ほどのリスクはありません。腹臥位の効果を得たいけれ
ども、リスクが高くて危険な場合には代替案として前傾側臥位を採
用してみてください。

☑ 体位ドレナージの目的は、重力を使って痰を移動させることである。

☑ 痰がある場所が中枢気道より上になるような体位をとる。「修正した排痰体位」を行うことが多い。

☑ 腹臥位は効果が大きいがデメリットも多く、行うにはマンパワーが必要である。実施が難しい場合は代替案として前傾側臥位（前方45度側臥位）も可能。

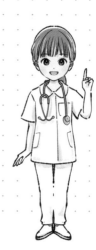

Lesson

9

吸引以外の排痰法④
スクイージング

動画はこちら▶

あまり動けない患者さんに体位ドレナージをしたけれども痰が出ないとき、スクイージングが効果的なことがあります。本章でスクイージングを安全で効果的に行う方法を学んでいきましょう。

スクイージングは、はっきりいって難しいです。理学療法士さんなど詳しい人がいたら、教えてもらうといいと思います。

スクイージングの目的と優先度

目的

スクイージングは主に、呼気の量と速度を増やす目的で行います。排痰に必要な3つの要素を覚えていますか？ そう、❶痰の粘性を弱める、❷重力を生かす、❸呼出量と呼出力を高める、でしたね。このうちの「❸呼出量と呼出力を高める」がスクイージングに関係します。

優先度

基本的には加湿と体位ドレナージの2つを使って排痰を介助していくのが望ましいですが、これらのことを行っても排痰されず、呼気の流速を速める介入が必要なのであれば、安全な手技を用いてスクイージングを行っていきます。

スクイージングは、排痰体位による重力＋圧迫により呼気流量・呼気流速を増やす方法です。ただし、慣れていない医療者が行うと心臓マッサージのような圧迫になってしまい、不整脈の誘発や肋骨骨折の危険性もあります。そのため、**補助的に併用する方法**と思ってください。

スクイージングの手順

　スクイージングは末梢気道（肺の奥のほう）に痰がある場合に、中枢気道（気管）に痰をもってくる排痰法です。スクイージングだけで痰を出すわけではなく、最終的には咳嗽や気管吸引で痰を出すことになります。

末梢気道と中枢気道については、
p.114のfig.6-1を参照してください。

　スクイージングにより嘔吐が誘発されるリスクがあるため、できれば食後2時間以上経過してから行うほうがよいでしょう。
　スクイージングの手順は以下のとおりです。

---

❶ 聴診や触診・X線やCTで痰のある場所を探す

❷ 気管チューブやルート類が挿入されている場合は、体位変換しても支障のない長さであるかどうかを確認する

❸ スクイージング開始前に口腔・鼻腔・カフ上部吸引、必要に応じて気管吸引を行う

❹ 痰がある場所が中枢気道より上になるような体位をとる

❺ 痰の位置に合わせて手を当て、患者さんが息を吐くのに合わせて圧迫する

❻ 患者さんが息を吸い始めたら、圧迫を解放して吸気の邪魔にならないようにする

❼ 痰が中枢気道へ移動したことを確認できたら、咳嗽や気管吸引で除去する

各項目を少し詳しく説明していきます。

❶聴診や触診・X線やCTで痰のある場所を探す

痰のある位置は、聴診する場合は**副雑音**が聞こえる場所や呼吸音が低下している場所を探します。痰があればその部位で副雑音が聴こえますし、空気の通り道が狭くなるため、呼吸音が小さく聴こえることもあります。

可能ならば、前面も背面も聴診してください。左右差も比較しないとわかりにくいので、左右交互に聴診していきます。

副雑音の種類については、p. 46の
table 3-2を参照してください。

触診では、**ラトリング**といって、胸部を手で触れたときに、痰などの分泌物が呼吸により振動として触知できることがあります。触診でもなんとなくはわかりますが、痰の溜まっている場所を探すならば、聴診かX線・CTのほうが正確です。

❷気管チューブやルート類が挿入されている場合は、体位変換しても支障のない長さであるかどうかを確認する

ルート類が体位変換で引っ張られて抜去されないように、長さにゆとりがあるかどうかを確認します。

❸スクイージング開始前に口腔・鼻腔・カフ上部吸引、必要に応じて気管吸引を行う

事前吸引は誤嚥予防のために行います。特に気管挿管や気管切開を行っている患者さんの場合は、体位変換で身体を動かすときにも頭部や頸部が動くので、カフより上の気道分泌物が気管のほうに垂れ込んでくる可能性があります。

❹痰がある場所が中枢気道より上になるような体位をとる

❺痰の位置に合わせて手を当て、患者さんが息を吐くのに合わせて圧迫する

❻患者さんが息を吸い始めたら、圧迫を解放して吸気の邪魔にならないようにする

　❹〜❻の体位と実際の圧迫方法については後述します。実施時間はいずれも、1つの手技につき3〜5分程度が目安です。

❼痰が中枢気道へ移動したことを確認できたら、咳嗽や気管吸引で除去する

　痰が中枢気道へ移動したかどうかは、聴診や触診で判断します。痰が気管まできていればよいということなので、胸骨角（ルイ角）付近を聴診し、副雑音や呼吸音の低下を確認します。

胸骨角の位置はp.45のfig.3-3
を参照してください。

　触診でも、胸骨角付近でラトリングを感じることができます。痰が気管まできていることが確認できたら、咳嗽や気管吸引で除去します。

＼＼＼＼＼　部位別のスクイージングの実際　／／／／／

　スクイージングを行う部位は、肺の「上葉」「中葉・舌区（ぜっく）」「下葉」「後肺底区」です［fig.9-1］。右肺は上葉・中葉・下葉の3葉に、左肺は上葉・下葉の2葉に分かれています。

　位置は大まかに以下のようになります。

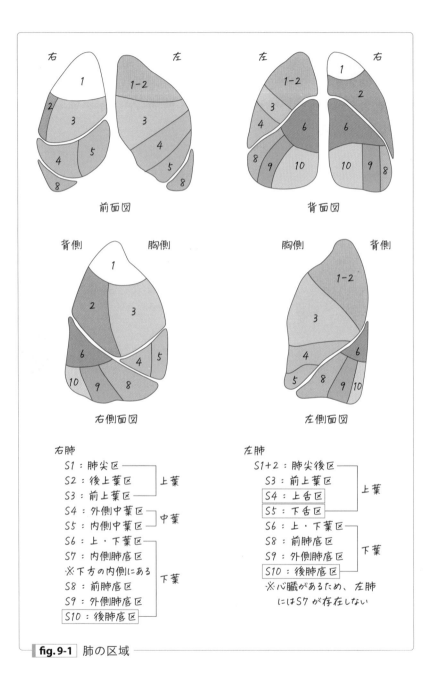

右肺
　S1：肺尖区 ──┐
　S2：後上葉区 ├ 上葉
　S3：前上葉区 ──┘
　S4：外側中葉区 ──┐
　　　　　　　　　├ 中葉
　S5：内側中葉区 ──┘
　S6：上・下葉区 ──┐
　S7：内側肺底区 │
　※下方の内側にある ├ 下葉
　S8：前肺底区 │
　S9：外側肺底区 │
　S10：後肺底区 ──┘

左肺
　S1+2：肺尖後区 ──┐
　S3：前上葉区 │
　S4：上舌区 ├ 上葉
　S5：下舌区 ──┘
　S6：上・下葉区 ──┐
　S8：前肺底区 ├ 下葉
　S9：外側肺底区 │
　S10：後肺底区 ──┘
　※心臓があるため、左肺
　　にはS7が存在しない

fig.9-1 肺の区域

上葉→主に身体の前面の上側

中葉→右肺の前面の下側

舌区→左肺の前面の下側(右肺の中葉あたり)

下葉→主に背面

後肺底区→下葉の一部。背面の真ん中の下のほう

上葉のスクイージング[fig.9-2]

❶手順

1. 体位を仰臥位にする。

2. 第4肋骨より上部に手を重ねて置く。

3. 呼気時に斜め下方に圧迫する。

実施の際は患者さんに「では、介助していきますよ。息吸ってー。

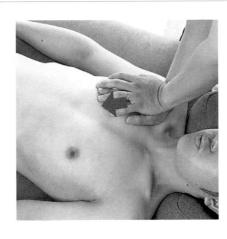
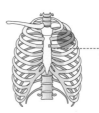

第4肋骨

1. 体位を仰臥位にする
2. 第4肋骨より上部に手を重ねて置く
3. 呼気に合わせて胸郭を少し引き下げるように身体全体を使って圧迫する

fig.9-2 上葉のスクイージング

吐いて一、最後まで吐ききってください。はい、吸って一」のような声かけを行います。これを 3〜5 分程度繰り返します。

※この声かけは、どの部位で行ってもすべて同様です。

❷ポイント

- 患者さんに、呼気時に口すぼめ呼吸（口をすぼめて「フー」という音をさせて息を吐く）をしてもらう [**fig.9-3**]。
- 吸気はゆっくりと深呼吸を促す。
- 指には力を入れず、手のひら全体で圧を加える。
- 呼気の始めに軽く圧迫を加え、徐々に圧を強くしていく。
- 圧迫は痛みを与えない強さで、タイミングを合わせることが大切。
- 息を吐き出しきるときに、吐ききれない分を手で補助するというイメージで行う。最後に力を入れる。
- 患者さんが息を吸い始めたら、圧迫を解放して吸気の邪魔にならないようにする。

※上記のポイントは、どの部位で行ってもすべて同様です。

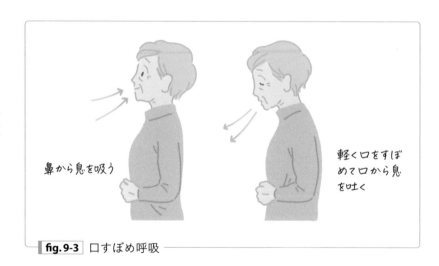

鼻から息を吸う

軽く口をすぼめて口から息を吐く

fig.9-3 口すぼめ呼吸

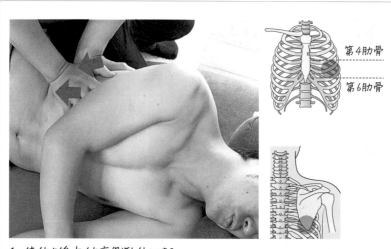

第4肋骨

第6肋骨

1. 体位を後方45度側臥位にする
2. 前胸部の手は第4肋骨と第6肋骨の間に、背側の手は肩甲骨の下部のとがった部分に置く
3. 呼気時に少し下方に引き下げながら、前後から圧迫する

fig.9-4 中葉・舌区のスクイージング

中葉・舌区のスクイージング[fig.9-4]

1. 体位を後方45度側臥位にする。背中に枕を入れると行いやすい。

2. 前胸部の手は第4肋骨と第6肋骨の間に置く。背側の手は肩甲骨の下部のとがった部分に置く。

3. 呼気時に少し下方に引き下げながら、前後から圧迫する。

下葉のスクイージング[fig.9-5]

1. 体位を90度側臥位にする。

2. 手は中腋窩線（ちゅうえきか）（脇のいちばんくぼんでいるところからまっすぐ垂直に下ろした線上）と第8肋骨の交点より上（側胸部）に置く。

3. 呼気時に体幹の中心部を軸に、弧を描くように引き下げて圧迫する。

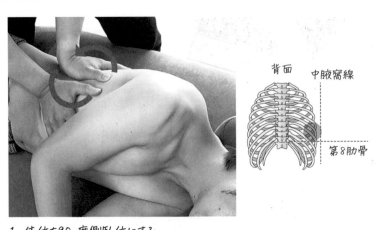

1. 体位を90度側臥位にする
2. 手を中腋窩線と第8肋骨の交点より上に置く
3. 呼気時に体幹の中心部を軸に、弧を描くように引き下げて圧迫する

fig.9-5 下葉のスクイージング

後肺底区のスクイージング［fig.9-6］

1. 体位を腹臥位もしくは前方45度側臥位にする。前方45度側臥位の場合は胸側に枕を入れると行いやすい。
2. 背側の手は第10肋骨より上に置く。側胸部の手は中腋窩線と第8肋骨の交点より上に置く。
3. 呼気時に背側は背中を垂直に、側胸部は横方向から、下方に引き下げながら圧迫する。

両上葉のスクイージング［fig.9-7］

1. 体位を仰臥位にする。
2. 第4肋骨より上部に両手を左右対称に置く。
3. 呼気時に斜め下方に圧迫する。

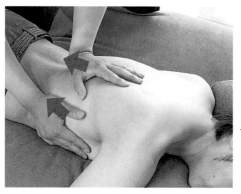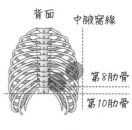

1. 体位を腹臥位もしくは前方45度側臥位にする
2. 背側の手は第10肋骨より上に、側胸部の手は中腋窩線と第8肋骨の交点より上に置く
3. 呼気時に背側は背中を垂直に、側胸部は横方向から、下方に引き下げながら圧迫する

fig. 9-6 後肺底区のスクイージング

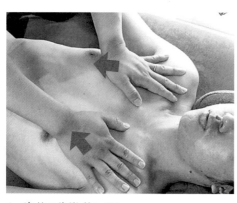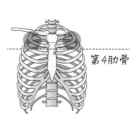

1. 体位を仰臥位にする
2. 第4肋骨より上部に両手を左右対称に置く
3. 呼気時に斜め下方に圧迫する

fig. 9-7 両上葉のスクイージング

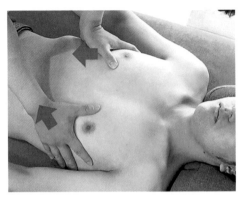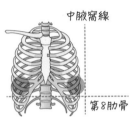

中腋窩線

第8肋骨

1. 体位を仰臥位にする
2. 両手を側胸部の中腋窩線と第8肋骨の交点より上部に置く
3. 呼気時に側胸部の両側から下方へ引き下げるように圧迫する

fig.9-8 両下葉のスクイージング

ちょっと深掘り

「タッピングは効果がないのでしょうか？」という質問をいただくことがあります。

タッピングとは、排痰目的で背中を手でトントンと叩く手技です。物理的に気管支を振動させて、痰が気管壁から剥がれ移動することによって痰が出しやすくなるとされています。

しかし、タッピングは排痰効果が弱く、あまりお勧めできません。胸郭（肋骨など）に囲まれた気管支に、外部から手で叩いたところで痰を動かすほどの振動を与えることは難しいと考えられるからです。骨折などのリスクがあるのに対して、排痰効果は弱いので、他の手技を行ったほうが効果的でしょう。

170

両下葉のスクイージング［fig.9-8］

1. 体位を仰臥位にする。

2. 両手を側胸部の中腋窩線と第8肋骨の交点より上部に置く。

3. 呼気時に側胸部の両側から下方へ引き下げるように圧迫する。

スクイージングの実演は、p.159のQRコードから動画にアクセスできます。

☑ スクイージングは、呼気の量と速度を増やす目的で行う。

☑ スクイージングは不整脈の誘発や肋骨骨折の危険性があるため、基本的には加湿と体位ドレナージをしても排痰されない場合に補助的に併用する。

☑ 痰がある場所が中枢気道より上になるような体位をとり、痰の位置に合わせて手を当てて、息を吐くのに合わせて圧迫する。

172

Fukabori

D

小児の吸引

小児へ吸引を行う場合は、小児の身体的・精神的特徴や吸引の手技を知り、安全な吸引を行えるようにしていきましょう。

吸引における小児と成人の違い

　小児の吸引は成人の吸引よりも合併症のリスクが高く、よりていねいに行う必要があります。

　小児は解剖・生理学的特徴から、無呼吸に対する許容時間が成人と比べて短いといわれています。そのため、短時間の無呼吸でも**低酸素血症**になりやすいです。**1回の吸引時間は10秒以内を遵守してください**。できるだけ短い時間がよいでしょう。

　また、小児の粘膜は軟らかいため損傷しやすく、嘔吐しやすいなどの危険もあるので、吸引圧や吸引カテーテルの挿入の長さにも注意が必要です。具体的な方法については後述します。

　吸引はとても苦痛を伴う手技です。吸引を行う前に子どもと家族に必ず説明を行ってください。吸引中に子どもが暴れると粘膜を傷つけてしまう可能性があります。説明が理解できる年齢（3歳以上）であれば、「動かないでがんばってね」「咳をして痰を出してね」と伝えられるとよいです。それ以下の年齢であれば、最小限の抑制も準備しておきましょう。必要に応じて、バスタオルで体幹や上肢を包んで固定したり、他のスタッフに頭部や身体を押さえてもらうと安全に行えます。

　吸引が終わった後も、がんばったことをほめてあげてください。次回の吸引に対して、その子のがんばりを引き出すことにつながります。

174

気管吸引の合併症については、Lesson 3のp.41 table 3-1も参照してください。

口腔・鼻腔吸引

　小児の口腔・鼻腔吸引における吸引カテーテルのサイズおよび吸引圧、挿入の長さの目安を table D-1 に示します。文献により数値が多少異なり、吸引カテーテル挿入の長さを「外鼻孔から耳朶（鼻の穴から耳たぶ）までの長さ」ではなく、「口角から耳朶までの長さ」としている場合もあります。小児は個人差も大きいので、挿入の長さは一人ひとり測るほうがより安全でしょう。

　上記以外は基本的に成人の口腔・鼻腔吸引と同様です。詳しくはLesson 2 を参照してください。

小児は個人差があるので、
一人ひとりにあわせて対応しましょう。

| table D-1 | 小児の口腔・鼻腔吸引の目安 |

発達段階	吸引カテーテルのサイズ	吸引圧	挿入の長さ*
新生児	5〜7 Fr	12 kPa （90 mmHg）	8〜10 cm
乳幼児	7〜10 Fr	13〜26 kPa （100〜200 mmHg）	10〜14 cm
学童	10〜12 Fr	13〜26 kPa （100〜200 mmHg）	14〜16 cm

＊外鼻孔から耳朶までの長さが目安

気管吸引

小児の気管吸引で注意するポイントは以下の 3 つです。

---

❶ 吸引カテーテルのサイズ選択
❷ 吸引圧の設定
❸ 吸引カテーテル挿入の長さ

---

❶吸引カテーテルのサイズ選択

吸引カテーテルは、気管チューブの内径の 1/2 以下の外径のものが推奨されていましたね。しかし小児は細い気管チューブを使用しているため、必ずこれに適応するとは限りません。吸引カテーテルの適切なサイズ選択は table D-2 を確認してください（文献により数値が多少異なります）。

table D-2 を見るとわかるように、小児では気管チューブの内径に対して比較的太い外径の吸引カテーテルを用いることになってしまいます。その結果、気道内にかかる陰圧が高くなり、**肺胞虚脱・無気肺**を合併しやすいので、吸引後の呼吸状態の変化に注意してください。

また、**肺胞虚脱・無気肺を予防するために、閉鎖式気管吸引が推奨されています。**閉鎖式吸引カテーテルはサイズが 7Fr の製品もあります。小児の閉鎖式吸引カテーテルのサイズの目安を table D-3 に示します。

成人での吸引カテーテルのサイズ選択では、気管チューブ 5.5 mm の場合は吸引カテーテル 8 Fr の使用を推奨されているので、小児でもなるべく気管チューブの内径の 1/2 以下の外径の吸引カテーテル

table D-2 小児の吸引カテーテルのサイズの目安

気管チューブ（内径：mm）	吸引カテーテル（外径：Fr/mm）
2.5	5Fr（1.6mm）
3.0〜3.5	6Fr（2mm）
4.0〜4.5	8Fr（2.6mm）
5.0〜5.5	10Fr（3.3mm）
6.0〜6.5	12Fr（4mm）
7.0〜7.5	14Fr（4.6mm）

table D-3 小児の閉鎖式吸引カテーテルのサイズの目安

気管チューブ（内径：mm）	吸引カテーテル（外径：Fr/mm）
2.5	5Fr（1.6mm）
3.0	6Fr（2mm）
3.5	7Fr（2.3mm）
4.0	8Fr（2.6mm）

に近づけるように、気管チューブ 4.0〜6.5 mm は吸引カテーテル 8 Fr、気管チューブ 7.0〜7.5 mm は吸引カテーテル 10 Fr のほうがより安全だと思います。

❷吸引圧の設定

　吸引圧は、新生児では 8〜11 kPa（60〜80 mmHg）、小児では 11〜16 kPa（80〜120 mmHg）に設定します。小児の気道粘膜は軟らかく損傷しやすいので、成人より低い圧が推奨されます。

❸吸引カテーテル挿入の長さ

　吸引カテーテル挿入の長さは成人より短く、**気管チューブ＋0.5
〜1 cm**です。吸引カテーテルを深く挿入しすぎると気管分岐部を
突いてしまい出血する可能性がありますし、粘膜に繰り返し刺激が
加わることで肉芽形成をしてしまうこともあります。小児の気道は
成人と比べてとても狭いです。気道に肉芽ができることで呼吸の妨
げになり、呼吸状態が悪化する可能性があるので、成人以上に注意
してください。

吸引カテーテル挿入の長さの確認方法については、
Lesson 4のp.62を参照してください。

　上記以外は基本的に成人の気管吸引と同様です。詳細については
Lesson 4を参照してください。

ちょっと深掘り

　小児は気管吸引で低酸素血症になりやすいので、吸引前の酸素化
を十分行う必要があります。ただし、一部の先天性心疾患では過
度な酸素化を避けなければいけない場合があるので注意してくだ
さい。

参 考 文 献

Lesson 1

- 任和子, 井川順子 編：根拠と事故防止からみた 基礎・臨床看護技術 第 3 版, 医学書院, 2021
- 任和子 編：根拠と事故防止からみた 基礎・臨床看護技術 第 2 版, 医学書院, 2017
- 特集：呼吸・排痰介助のための呼吸理学療法 身につく！テクニック＆実例集, みんなの呼吸器 Respica, 2021 年 5 号（第 19 巻 5 号）, 2021
- 道又元裕：正しく・うまく・安全に 気管吸引・排痰法, ナースビギンズ, 南江堂, 2012
- 村中陽子ほか 編：学ぶ・活かす・共有する 看護ケアの根拠と技術 第 3 版, 医歯薬出版, 2018
- 石松伸一ほか 監修：すごく役立つ 患者を守れる臨床スキル, 学研メディカル秀潤社, 2019
- 道又元裕：これならわかる ICU 看護, 照林社, 2018
- 久保健太郎ほか 編著：先輩ナースが書いた看護の鉄則, 照林社, 2021
- 久保健太郎ほか：先輩ナースが書いた看護のトリセツ, 照林社, 2019
- 中山有香里：ズルいくらいに 1 年目を乗り切る看護技術, メディカ出版, 2018

Lesson 2

- 医療情報科学研究所 編：看護がみえる vol.2 臨床看護技術, メディックメディア, 2018
- 虎の門病院看護教育部 監修：吸引・排痰ができる [Web 動画付], 医学書院, 2015
- 任和子, 井川順子 編：根拠と事故防止からみた 基礎・臨床看護技術 第 3 版, 医学書院, 2021
- さいたま赤十字病院看護部 編著：本当に大切なことが 1 冊でわかる呼吸器, 照林社, 2021
- 本庄恵子, 吉田みつ子 監修：新訂版 写真でわかる臨床看護技術 2 アドバンス, 写真でわかるシリーズ, インターメディカ, 2020
- 布宮伸, 茂呂悦子：見てわかる医療スタッフのための痰の吸引：基礎と技術, 学研メディカル秀潤社, 2010
- 坂本すが, 井手尾千代美 監修：完全版 ビジュアル臨床看護技術ガイド, 第 3 版, 照林社, 2015
- 医療情報科学研究所 編：からだがみえる, メディックメディア, 2023
- 竹尾恵子 監修：看護技術プラクティス [第 4 版動画付き], 第 4 版, 学研メディカル秀潤社, 2019
- 木下佳子ほか 編：人工呼吸器・気管切開まるわかり, 照林社, 2019

Fukabori A

- 道又元裕：正しく・うまく・安全に 気管吸引・排痰法，ナースビギンズ，南江堂，2012
- 道又元裕 編：新 人工呼吸ケアのすべてがわかる本，照林社，2014
- 任和子 編：根拠と事故防止からみた 基礎・臨床看護技術 第 2 版，医学書院，2017
- 村中陽子ほか 編：学ぶ・活かす・共有する 看護ケアの根拠と技術 第 3 版，医歯薬出版，2018

Lesson 3

- 道又元裕 編：新 人工呼吸ケアのすべてがわかる本，照林社，2014
- 道又元裕：正しく・うまく・安全に 気管吸引・排痰法，ナースビギンズ，南江堂，2012
- 田中竜馬：Dr. 竜馬の病態で考える人工呼吸管理―人工呼吸器設定の根拠を病態から理解し，ケーススタディで実践力をアップ！，羊土社，2014
- 山内豊明：呼吸音聴診ガイドブック：見る・聴く Web 付録付，医学書院，2018

Lesson 4

- 道又元裕 編：新 人工呼吸ケアのすべてがわかる本，照林社，2014
- 道又元裕：正しく・うまく・安全に 気管吸引・排痰法，ナースビギンズ，南江堂，2012
- 木下佳子ほか 編：人工呼吸器・気管切開まるわかり，照林社，2019
- 任和了，井川順子 編：根拠と事故防止からみた 基礎・臨床看護技術 第 3 版，医学書院，2021
- さいたま赤十字病院看護部 編著：本当に大切なことが 1 冊でわかる呼吸器，照林社，2021
- 坂本すが，井手尾千代美 監修：完全版 ビジュアル臨床看護技術ガイド，第 3 版，照林社，2015
- 本庄恵子，吉田みつ子 監修：新訂版 写真でわかる臨床看護技術 2 アドバンス，写真でわかるシリーズ，インターメディカ，2020
- 林直子 編：今はこうする ケアの根拠：多領域をまとめて CHECK，照林社，2022
- 川西千恵美 編：今はこうする！ 看護ケア，照林社，2014
- 道又元裕 総監修：呼吸管理を極める！，Nursing care+ エビデンスと臨床知，1 巻 3 号，2018
- 宮川哲夫 編著：動画でわかるスクイージング―安全で効果的に行う排痰のテクニック，中山書店，2005

Fukabori B

- 特集 バッチリ回答！頻出ギモン Q&A，エキスパートナース，2017 年 3 月号，2017
- 道又元裕 編：新 人工呼吸ケアのすべてがわかる本，照林社，2014
- 木下佳子ほか 編：人工呼吸器・気管切開まるわかり，照林社，2019
- 任和子，井川順子 編：根拠と事故防止からみた 基礎・臨床看護技術 第 3 版，医学書院，2021
- 坂本すが，井手尾千代美 監修：完全版 ビジュアル臨床看護技術ガイド，第 3 版，照林社，2015

Lesson 5

- 道又元裕 編：新 人工呼吸ケアのすべてがわかる本，照林社，2014
- 坂本すが，井手尾千代美 監修：完全版 ビジュアル臨床看護技術ガイド，第 3 版，照林社，2015
- 木下佳子ほか 編：人工呼吸器・気管切開まるわかり，照林社，2019
- 任和子 編：根拠と事故防止からみた 基礎・臨床看護技術 第 2 版，医学書院，2017

Fukabori C

- 特集 バッチリ回答！頻出ギモン Q&A，エキスパートナース，2017 年 3 月号，2017
- 道又元裕 編：新 人工呼吸ケアのすべてがわかる本，照林社，2014
- 木下佳子ほか 編：人工呼吸器・気管切開まるわかり，照林社，2019
- 坂本すが，井手尾千代美 監修：完全版 ビジュアル臨床看護技術ガイド，第 3 版，照林社，2015
- 横山俊樹 監修：観察とアセスメントは解剖生理が 9 割：ICU ナースのための解剖生理，メディカ出版，2022
- 道又元裕 編：ICU ケアメソッド クリティカルケア領域の治療と看護，学研メディカル秀潤社，2014
- 久保健太郎ほか 編著：先輩ナースが書いた看護の鉄則，照林社，2021
- 道又元裕：正しく・うまく・安全に 気管吸引・排痰法，ナースビギンズ，南江堂，2012
- 村中陽子ほか 編：学ぶ・活かす・共有する 看護ケアの根拠と技術 第 3 版，医歯薬出版，2018

Lesson 6

- 任和子, 井川順子 編：根拠と事故防止からみた 基礎・臨床看護技術 第 3 版, 医学書院, 2021
- 特集：呼吸・排痰介助のための呼吸理学療法 身につく！テクニック＆実例集, みんなの呼吸器 Respica, 2021 年 5 号（第 19 巻 5 号）, 2021
- 虎の門病院看護教育部 監修：吸引・排痰ができる [Web 動画付], 医学書院, 2015
- 特集：病態別に覚えればもう迷わない！呼吸・咳嗽・排痰テクニック, 呼吸器ケア, 2015 年 2 月号（第 13 巻 2 号）, 2015
- 宮川哲夫 編著：動画でわかるスクイージング―安全で効果的に行う排痰のテクニック, 中山書店, 2005

Lesson 7

- 道又元裕 編：新 人工呼吸ケアのすべてがわかる本, 照林社, 2014
- 道又元裕：正しく・うまく・安全に 気管吸引・排痰法, ナースビギンズ, 南江堂, 2012
- 医療情報科学研究所 編：看護がみえる vol.2 臨床看護技術, メディックメディア, 2018
- 木下佳子ほか 編：人工呼吸器・気管切開まるわかり, 照林社, 2019
- 坂本すが, 井手尾千代美 監修：完全版 ビジュアル臨床看護技術ガイド, 第 3 版, 照林社, 2015
- 任和子, 井川順子 編：根拠と事故防止からみた 基礎・臨床看護技術 第 3 版, 医学書院, 2021
- 特集 バッチリ回答！頻出ギモン Q&A, エキスパートナース, 2017 年 3 月号, 2017
- 特集 意外と知らないバイタルサインの常識, エキスパートナース, 2017 年 1 月号, 2016
- 山中克郎ほか 編：看護アセスメントにつながる 検査データの見かた, 照林社, 2016
- 山田俊幸 編著：アセスメントができる検査値の読み方, エキスパートナースコレクション, 照林社, 2023
- 佐藤弘明：レジデントのための これだけ輸液, 日本医事新報社, 2020
- 西﨑祐史 編：輸液ドリル―実践に役立つ基本がわかる問題集, レジデントノート, 2020 年 5 月号（Vol.22 No.3）, 2020
- 医療情報科学研究所 編：からだがみえる, メディックメディア, 2023
- 岡庭豊 編：看護師・看護学生のためのレビューブック 2023-24, 第 25 版, メディックメディア, 2023
- 久保健太郎ほか：先輩ナースが書いた看護のトリセツ, 照林社, 2019

- 西崎統 監修：看護師のための 早引き検査値・パニック値ハンドブック, ナツメ社, 2014
- 川合眞一ほか 編：今日の治療薬 2023：解説と便覧, 南江堂, 2023

Lesson 8

- 特集：施設にぴったりの方法が見つかる！体位管理と腹臥位療法のメソッド, みんなの呼吸器 Respica（レスピカ）, 2022 年 2 号（第 20 巻 2 号）, 2022
- 医療情報科学研究所 編：看護がみえる vol.2 臨床看護技術, メディックメディア, 2018
- 特集：呼吸・排痰介助のための呼吸理学療法 身につく！テクニック＆実例集, みんなの呼吸器 Respica, 2021 年 5 号（第 19 巻 5 号）, 2021
- 道又元裕：正しく・うまく・安全に 気管吸引・排痰法, ナースビギンズ, 南江堂, 2012
- 特集：病態別に覚えればもう迷わない！呼吸・咳嗽・排痰テクニック, 呼吸器ケア, 2015 年 2 月号（第 13 巻 2 号）, 2015
- 任和子, 井川順子 編：根拠と事故防止からみた 基礎・臨床看護技術 第 3 版, 医学書院, 2021
- 坂本すが, 井手尾千代美 監修：完全版 ビジュアル臨床看護技術ガイド, 第 3 版, 照林社, 2015
- 道又元裕 総監修：呼吸管理を極める！, Nursing care+ エビデンスと臨床知, 1 巻 3 号, 2018
- 山内豊明：呼吸音聴診ガイドブック：見る・聴く Web 付録付, 医学書院, 2018
- 医療情報科学研究所 編：からだがみえる, メディックメディア, 2023

Lesson 9

- 宮川哲夫 編著：動画でわかるスクイージング―安全で効果的に行う排痰のテクニック, 中山書店, 2005
- 任和子, 井川順子 編：根拠と事故防止からみた 基礎・臨床看護技術 第 3 版, 医学書院, 2021
- 本庄恵子, 吉田みつ子 監修：新訂版 写真でわかる臨床看護技術 2 アドバンス, 写真でわかるシリーズ, インターメディカ, 2020
- 虎の門病院看護教育部 監修：吸引・排痰ができる [Web 動画付], 医学書院, 2015
- 坂本すが, 井手尾千代美 監修：完全版 ビジュアル臨床看護技術ガイド, 第 3 版, 照林社, 2015
- 特集：呼吸・排痰介助のための呼吸理学療法 身につく！テクニック＆実例集, みんなの呼

吸器 Respica, 2021 年 5 号（第 19 巻 5 号）, 2021
- 道又元裕：正しく・うまく・安全に 気管吸引・排痰法, ナースビギンズ, 南江堂, 2012
- 特集：病態別に覚えればもう迷わない！ 呼吸・咳嗽・排痰テクニック, 呼吸器ケア, 2015 年 2 月号（第 13 巻 2 号）, 2015
- 山内豊明：呼吸音聴診ガイドブック：見る・聴く Web 付録付, 医学書院, 2018
- 医療情報科学研究所 編：からだがみえる, メディックメディア, 2023

Fukabori D

- 浅野みどり 編：根拠と事故防止からみた 小児看護技術, 第 3 版, 医学書院, 2020
- 道又元裕 編：新 人工呼吸ケアのすべてがわかる本, 照林社, 2014
- 大塚香, 半田浩美 編：小児看護ビジュアルナーシング, 学研メディカル秀潤社, 2020
- 道又元裕：正しく・うまく・安全に 気管吸引・排痰法, ナースビギンズ, 南江堂, 2012
- 道又元裕 監修：重症小児患者ケアガイドブック, 総合医学社, 2018
- 佐藤眞由美 編著：NEW はじめての NICU 看護："なぜ"からわかる, ずっと使える！, メディカ出版, 2022

索 引

数字・欧文

90 度側臥位 ································· 152
K ポイント ································· 25
PEEP ······························· 68, 73
SpO₂ ································· 5, 6
　―のディレイタイム ················· 12
VAP ······························· 93, 98

あ行

咽頭後壁 ································· 23

か行

咳嗽 ······························· 4, 163
咳嗽介助 ···························· 112, 113
開放式気管吸引 ························· 55
　―の手順 ··························· 61
加湿 ······························· 4, 123
加湿加温器 ···························· 124, 125
カフ ································· 98
　―のトラブル ······················ 105
カフ圧 ····························· 56, 92, 98
　―の調整 ····················· 56, 92, 100
　―の調整方法 ····················· 102, 105
カフ圧計 ································· 101
カフ上部吸引 ········· 56, 88, 109, 148, 162
感染 ································· 34
感染防御 ······················· 16, 55, 67
気管吸引 ····36, 40, 54, 78, 88, 148, 162, 176
　―の合併症 ························· 41
　―のタイミング ····················· 42
気管吸引ガイドライン 2013 ····· 51, 59, 78, 83
気管切開 ································· 124
気管切開孔からの吸引 ················· 71
気管切開チューブ ··············· 36, 71, 107

気管挿管 ································· 124
気管チューブ ····· 36, 43, 56, 62, 70, 106, 176
気管と気管支の構造 ··················· 42
気管分岐部 ······················· 42, 62, 65
キーゼルバッハ部位 ··················· 28
気道の解剖 ························· 35, 89
吸引 ································· 40
吸引圧 ···············17, 19, 36, 59, 78, 177
吸引圧調節口 ························· 16, 17
吸引カテーテル ·······16, 36, 56, 62, 78, 176
　―のサイズ選択 ············ 16, 56, 68, 176
　―の操作 ··························· 65
吸引カテーテル挿入の長さ
　·············· 21, 27, 62, 69, 175, 178
吸引実施の順番 ························· 88
胸骨角 ····················· 44, 45, 149, 163
去痰薬 ································· 128
口すぼめ呼吸 ························· 166
経管栄養中の気管吸引 ················· 73
経皮的動脈血酸素飽和度 ················· 6
ゲージレス吸引器 ················· 19, 80, 81
血液循環不全 ························· 9
口蓋垂 ································· 23
口腔吸引 ········· 16, 56, 84, 88, 148, 162, 175
　―の手順 ··························· 20
口腔ケア ································· 91
喉頭蓋 ································· 36
呼吸補助筋 ························· 43

さ行

酸素化 ························· 60, 68, 178
酸素加湿 ································· 123
酸素療法 ································· 128
視診 ································· 43
湿度管理 ································· 123
修正した排痰体位 ···················· 149, 150

185

重力 ····················· 4, 146
小児の吸引 ·················· 173
触診 ················· 47, 147, 162
人工呼吸器 ···· 48, 60, 66, 92, 124
人工呼吸器関連肺炎 ·········· 92, 98
人工鼻 ··················· 124, 125
スクイージング ············· 4, 160
　—の実際 ·················· 163
声帯 ························ 36
舌根沈下 ···················· 45
セミファーラー位 ·········· 20, 21
前額部 ······················ 10
前傾側臥位 ·················· 156
前方 45 度側臥位 ········· 153, 156
線毛運動 ····················· 2

た・な行

体位ドレナージ ············· 4, 146
　—の実際 ·················· 152
体位の調整 ··················· 91
体液管理 ················· 4, 130
脱水 ······················ 131
痰 ······················· 2, 122
　—の粘性 ···················· 4
中枢気道 ················· 113, 114
聴診 ················· 43, 147, 162
鎮痛薬 ····················· 113
低音性連続性副雑音 ········ 45, 147
低酸素血症 ······ 6, 21, 60, 78, 174
頭部後屈あご先挙上法 ·········· 46
努力呼吸 ···················· 43
ネブライザー ················ 128

は行

排痰 ······················· 3

排痰体位 ················· 149, 150
排痰法 ······················ 5
肺の区域 ················· 151, 164
肺胞虚脱 ········· 60, 68, 79, 176
バギング ···················· 73
ハフィング ············· 4, 112, 115
パルスオキシメータ ·········· 5, 6
鼻腔から気管までの吸引 ········· 34
鼻腔吸引 ····· 26, 56, 84, 88, 148, 162, 175
　—の手順 ··················· 26
鼻甲介 ······················ 29
鼻中隔 ··················· 28, 30
必要水分量 ·················· 137
腹臥位 ····················· 154
腹臥位療法 ·················· 155
副雑音 ············· 43-46, 147, 162
不顕性誤嚥 ··················· 90
フロー曲線 ··················· 48
プローブ ················· 8, 10
閉鎖式気管吸引 ······· 66, 69, 176
　—の手順 ··················· 69

ま行

末梢気道 ················· 113, 114
未滅菌手袋 ············· 16, 55, 67
無気肺 ················· 60, 176
滅菌手袋 ···················· 55

や・ら行

用手換気 ················· 60, 73
ラトリング ············· 47, 148, 162
リンス ······················ 21
ロンカイ ··············· 45, 147

看護の沼にハマる❶

看護師へい Presents
吸引・排痰法

- -

2024 年 3 月 10 日　第 1 版第 1 刷発行　　　　　　　　　〈検印省略〉

著 ……………… **看護師へい（小林洋平）**

監修 ……………… **石塚睦子**
（了德寺大学＊健康科学部看護学科教授
＊2024 年 4 月より、SBC 東京医療大学に名称変更）

発行 ……………… 株式会社 **日本看護協会出版会**
〒 150-0001 東京都渋谷区神宮前 5-8-2
日本看護協会ビル 4 階
〈注文・問合せ／書店窓口〉
Tel 0436-23-3271 Fax 0436-23-3272
〈編集〉Tel 03-5319-7171
https://www.jnapc.co.jp

カバーイラスト …… ソウノナホ

本文イラスト ……… 大野智湖・伊藤としお・ソウノナホ

装幀 ……………… 齋藤久美子

印刷 ……………… 株式会社教文堂

©2024 Printed in Japan　ISBN978-4-8180-2760-2

新人ナースあるあるの森

「ある森」委員会　feat. Nバク＆ヤンデル 編

A5判／128頁／定価 1,650円（本体1,500円＋税10%）
ISBN 978-4-8180-2389-5

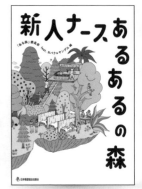

「あるある！」＆「なるほど！」の書が誕生！

新人ナースなら一度は経験する60のあるある事例について、新人・若手ナースたち、

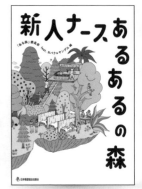 **Nバクさん**（看護師YouTuber）、 **ヤンデル先生**（看護学校の人気講師）が、
それぞれの視点から役立つアドバイスをします。

60事例すべてにNバクさんのあるあるイラストを掲載！

テーマ1　同期、先輩、上司
「昨日は優しかった先輩が今日は怖い・・・」など

テーマ2　医師（他職種）
「医師に話しかけるのが怖い。」など

テーマ3　研修
「座学はとにかく眠くなる。」など

テーマ4　夜勤
「なかなか朝が来ない夜勤の午前3時。」など

テーマ5　申し送り
「申し送り中に何を言っているのか、わからなくなる。」など

テーマ6　一人暮らし
「ゴミ出しの日がわからなくなる。」など

テーマ7　辞めたいとき
「同期や学校の同級生が辞めたとき」など

テーマ8　「ナースでよかった！」とき
「患者さんから人生のヒントをもらえたとき」など

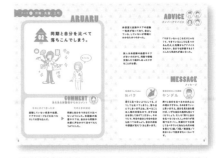

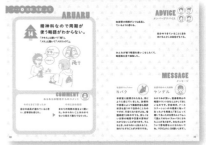

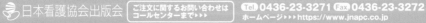
日本看護協会出版会　ご注文に関するお問い合わせはコールセンターまで▶▶▶　Tel.0436-23-3271 Fax 0436-23-3272　ホームページ▶▶▶ https://www.jnapc.co.jp

日本看護協会出版会
X（旧 Twitter）

いつ必要になるか わからない 応急処置の手順を 場面別に網羅。

すべての看護師必携！　医療専門職として押さえておき
たい応急処置の手順を簡潔明瞭に紹介。事故や災害が
多発する昨今、病院の外で苦しんでいる急病人や怪我人
に遭遇したとき、できること・すべきことを52の身近な
シーンを通して解説します。

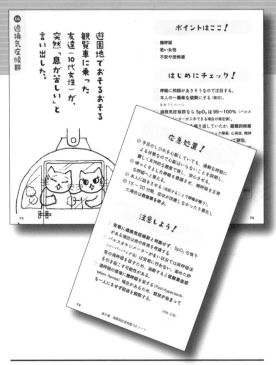

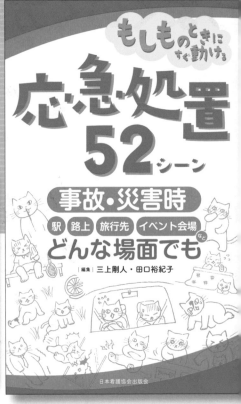

もしものときにすぐ動ける応急処置52シーン
事故・災害時、駅・路上・旅行先・イベント会場など、
どんな場面でも

三上剛人・田口裕紀子 編

定価 **1,540**円（本体1,400円＋税10%）
新書判／**200**頁
ISBN 978-4-8180-2544-8

主な目次

第1章　もしものときの初期対応
最初に行う観察／気道の確保／意識状態の確認
回復体位／心肺蘇生／圧迫止血／RICE処置
脱水症状／問診

第2章　場面別応急処置52シーン
失神している！／意識障害がある！／頭が痛い！
痙攣している！／めまいがする！／息が苦しい！
熱がある！／顔色が悪い！／気分が悪い！
吐き気がする！／お腹が痛い！／胸が痛い！
動悸がする！／骨・関節・筋肉痛！
出血している！／やけどをしている！／凍えている！
咬まれた・刺された！／アレルギー！
中毒を起こした！

日本看護協会出版会　　ご注文に関するお問い合わせは
コールセンターまで▶▶▶　Tel. 0436-23-3271　Fax 0436-23-3272
ホームページ▶▶▶https://www.jnapc.co.jp
日本看護協会出版会 営業
X（旧 Twitter）